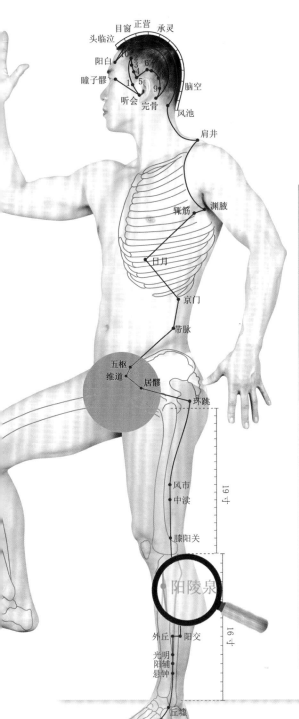

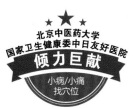

北京中医药大学
国家卫生健康委中日友好医院
倾力巨献
小病/小痛
找穴位

# 全图解

# 杨甲三

# 精准取穴

真人全彩版 肌肉骨骼图

大字版 大图册

19寸

16寸

阳陵泉

目窗 正营 承灵
头临泣
阳白
瞳子髎
听会 完骨
风池
肩井
辄筋 渊腋
日月
京门
带脉
五枢
维道 居髎
环跳
风市
中渎
膝阳关
外丘 阳交
光明
阳辅
悬钟
丘墟
地五会
足临泣
脑空

| | | | |
|---|---|---|---|
| 主　审 | 郭长青 | 李石良 | |
| 主　编 | 刘乃刚 | | |
| 副主编 | 张慧方 | 刘婉宁 | 马本绪 |
| 编　委 | 王　旭 | 李　辉　张永旺 | 史榕荏 |
| | 吴建敏 | 刘卫东　陈　剑 | 于战歌 |
| | 张　昶 | 胡向林　陈秀健 | 李守国 |
| | 胡　波 | 卢　婧　董亚威 | 梁婷婷 |

人民卫生出版社

U0321321

图书在版编目（CIP）数据

杨甲三精准取穴全图解 / 刘乃刚主编 . —北京：人民卫生出版社，2017

ISBN 978-7-117-24138-0

I. ①杨… Ⅱ. ①刘… Ⅲ. ①穴位 – 图解 Ⅳ. ①R224.4

中国版本图书馆 CIP 数据核字（2017）第 051210 号

| | | |
|---|---|---|
| 人卫智网 | www.ipmph.com | 医学教育、学术、考试、健康，购书智慧智能综合服务平台 |
| 人卫官网 | www.pmph.com | 人卫官方资讯发布平台 |

**杨甲三精准取穴全图解**

主　　编：刘乃刚

出版发行：人民卫生出版社（中继线 010-59780011）

地　　址：北京市朝阳区潘家园南里 19 号

邮　　编：100021

E - mail：pmph @ pmph.com

购书热线：010-59787592　010-59787584　010-65264830

印　　刷：北京盛通印刷股份有限公司

经　　销：新华书店

开　　本：889×1194　1/16　印张：6.5

字　　数：146 千字

版　　次：2017 年 4 月第 1 版　2024 年 6 月第 1 版第 6 次印刷

标准书号：ISBN 978-7-117-24138-0/R・24139

定　　价：32.80 元

打击盗版举报电话：010-59787491　E-mail：WQ @ pmph.com

（凡属印装质量问题请与本社市场营销中心联系退换）

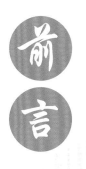

前言

　　北京中医药大学杨甲三教授是我国近现代著名针灸学家，其在针灸临床、教学、科研等领域取得了丰硕的成果，在业内享有盛誉，尤其是在针灸取穴法领域独树一帜，特色鲜明，首创"三边三间取穴法"。

　　众所周知，针灸治病首在取穴，取穴准确与否，直接影响针灸治疗的效果，正如《太平圣惠方》所言："穴点以差讹，治病全然纰缪"，就是说穴位取错了，就不能达到治病目的，甚至毫无效果。因此，历代医家均极为重视针灸取穴。早在汉代，就出现了附有穴位图的针灸著作，唐代已出现了彩色穴位图，这样图文并用地介绍穴位，直观展示穴位的位置，以期避免对文字的误读，帮助准确取穴。只有准确取穴，临床才可达到最佳的治疗效果。

　　我长期扎根临床，在针灸学领域不断前行，曾有幸就读于北京中医药大学，协助导师郭长青教授编著了《针灸穴位图解》（该书获得了 2010 年度中华中医药学会学术著作一等奖）。在图书编写过程中，我们制作了大量体表、解剖图片以展示穴位，书中穴位定位的标注得到了针灸推拿学院黄建军教授的热心指导，黄教授长期从事腧穴的教学工作，对腧穴取穴方法尤其是杨甲三教授"三边三间取穴法"非常精通，使很多我们前期不太确定的穴位定位得以明确，在此过程中也使我对杨甲三教授"三边三间取穴法"产生了浓厚的兴趣，随后较为系统地学习了杨甲三教授"三边三间取穴法"的相关图书和影音资料，加深了对杨氏取穴法的理解。杨甲三教授"三边三间取穴法"简单直观，定位准确，临床效果好。

学习杨氏取穴法，必将极大地提高临床取穴的准确性，提高疗效。因此，我们编绘了本书。本书着重于系统介绍杨甲三教授的"三边三间取穴法"，针对性地配图，以使读者能直观地理解杨氏取穴法的精髓，使读者在本书的指导下能够精准取穴，为后续的治疗奠定基础。

我们衷心希望本书的出版能得到广大同仁和读者的认可和喜爱，为杨氏取穴法的推广贡献微薄力量，同时也希望广大同仁及读者提出宝贵意见和建议，以便再版时修订。

编者

2017 年孟春于北京

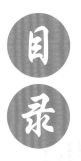

# 目录

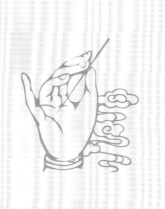

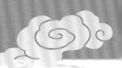

# 杨甲三教授针灸临床经验概要

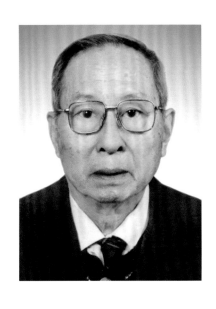

## 杨甲三教授

我国近现代著名针灸学家
北京中医药大学针灸推拿学院的奠基人
生前为北京中医药大学终身教授，博士研究生导师

杨甲三教授 1919 年出生于名医辈出的江苏省武进县，一生秉承药王孙思邈"大医精诚"精神，业医六十余年，为针灸事业贡献了卓越的一生，于 2001 年在北京仙逝。杨甲三教授自幼受到浓郁中医文化氛围的熏陶，痴迷于祖国医学，先拜吴中名医吴秉森门下，习业三年，后又师承针灸大家承淡安先生，尽得其真传。师承名医加之天资聪颖、善于思考、精勤不辍，辛勤耕耘于针灸临床、教学和科研一线，为近现代针灸学的发展作出了巨大贡献。

# 师古不泥古，独创"三边三间取穴法"

筋、骨、肉在古人定取穴位时具有重要意义，如《标幽赋》云："大抵取穴之法，必有分寸，先审自意，次观分肉。""在阳部筋骨之侧，陷下为真；在阴分郄腘之间，动脉相应"。《流注指微赋》曰："孔窍详于筋骨肉分。"但限于当时的认识水平，对筋、骨、肉的认识较为模糊，因而描述得不够准确。杨甲三教授在深刻领悟古人取穴精髓的基础上，大胆结合并运用现代解剖学知识，独创了"三边三间取穴法"，可谓师古不泥古，推动了针灸腧穴取穴法的发展。

"三边三间取穴法"，简言之，三边即骨边、筋边、肉边；三间即骨间、筋间、肉间。三边三间结合骨度分寸、体表标志等即可准确定位选取腧穴，提高了取穴的准确性。

骨边取穴：如足少阳胆经的光明、阳辅、悬钟三穴，取穴时先找到腓骨，三穴均位于腓骨前缘，光明在外踝尖上 5 寸，阳辅在外踝尖上 4 寸，悬钟在外踝尖上 3 寸。

筋边取穴：如手少阴心经的灵道、通里、阴郄、神门四穴，取穴时先找到尺侧腕屈肌腱，这四个穴位均在尺侧腕屈肌腱的桡侧缘，神门位于腕掌侧远端横纹上，然后向近心端方向，每隔 0.5 寸一个穴位，依次为阴郄、通里、灵道。

肉边取穴：如手太阴肺经的天府、侠白，取穴时需找到肱二头肌，这两个穴位均在肱二头肌的桡侧缘，天府在腋下 3 寸，侠白在腋下 4 寸。

骨间取穴：如手少阳三焦经的外关、支沟、三阳络、四渎四穴，取穴时先在前臂外侧摸到尺骨和桡骨，四穴均在尺骨与桡骨之间，外关在阳池上 2 寸，支沟在阳池上 3 寸，三阳络在阳池上 4 寸，四渎在阳池上 7 寸。

筋间取穴：如手厥阴心包经的郄门、间使、内关、大陵四穴，取穴时先找到前臂内侧的掌长肌腱和桡侧腕屈肌腱，这四个穴位均位于掌长肌腱和桡侧腕屈肌腱之间，郄门位于腕掌侧远端横纹上 5 寸，间使位于腕掌侧远端横纹上 3 寸，内关位于腕掌侧远端横纹上 2 寸，大陵位于腕掌侧远端横纹上。

肉间取穴：如足太阴脾经的箕门，取穴时，先绷腿，使大腿部肌肉绷紧隆起，在股内侧肌的尾端，长收肌与缝匠肌交角处取穴。

"三边三间取穴法"合乎腧穴真谛，使所选取的腧穴位置更为精确，针刺操作时更易得气，因此针灸治疗效果也更好。同时减少了一些不必要的针刺损伤，针后不适感出现的概率更小。

# 巧手缘仁心，创独特单手进针法

杨甲三教授从医数十年，辛勤耕耘于针灸临床，因此，更加熟悉和理解针灸临床的实际需要。杨甲三教授在长期临床实践的基础上，逐渐形成了一种独特的单手进针法。这种进针方法，进针速度更快、针刺操作更易得气，因而临床效果也就更好。

杨甲三教授独创的单手进针法，以拇指、示指（食指）捏持针柄（使用长针时，以拇指、示指捏持针身），以环指（无名指）、小指夹持扶住针身，中指自然置于针身一侧。临床应用时，根据具体使用方法，又分为悬空下压式、角度转变下压式、捻转下压式和连续下压式。

杨甲三教授独创的单手进针法巧妙地对手指进行分工，使各手指分工明确又巧妙配合，结合指力、腕力、角度等完成针刺进针过程，使整个进针过程浑然天成，既实用又充满艺术美感。

## 约取需博观，创杨氏补泻手法

针刺补泻手法是针灸临床取效的关键环节之一，历代医家均极为重视。在数千年的针灸应用过程中，各派医家根据其临床实践和对疾病的认识，形成了众多操作形式各异的针刺补泻手法，为后世积累了大量学习参考的资料。但这也使临床针灸学者莫衷一是，在临床应用中难以取舍。

杨甲三教授在博览各派针刺补泻手法的基础上，融会贯通，取其精华，创立了杨氏补泻手法。杨甲三教授将补泻手法精辟地总结为：搓紧固定加震动，推内搓左随补功；动退搓右迎提泻，刺激妙在强弱中。意思即是在针刺得气的基础上，将针尖捻转固定并加用震动手法，加强得气效应，行补法操作的要领是：针由浅入深，拇指向前搓针左转，顺经脉方向针刺；行泻法操作的要领是：针由深而浅，拇指向后搓针右转，逆经脉方向针刺。同时根据患者体质和病情，进行强、中、弱强度的刺激。

杨氏补泻手法既融会古法，又有极好的临床操作性，适合临床应用。

## 机圆方法活，辨证配穴有讲究

杨甲三教授在临床工作中，注重辨证论治。他在临床中注意结合现代医学对疾病的认识进展，辨病与辨证相结合，努力探求疾病的发展规律和诊疗规律，在辨证明确的前提下，针对性地选穴配穴，遣方用药，自然效如桴鼓。在临床用穴、配穴方面，重视五腧穴、原穴、背俞穴等的应用，形成了规范、灵活的应用体系。同时，杨甲三教授特别重视头部穴位的运用，如取神庭、本神、四神聪，配合皮内刺，形成了疗效卓著的"调神针法"，临床广泛应用于癫痫、精神分裂症、神经衰弱、失眠、健忘、精神紧张综合征等精神、神经疾病中。本书重在取穴，此不赘述。

杨甲三教授师古不泥古，善于继承先贤针灸临床经验，同时又与时俱进，巧妙地将现代医学的进展融入针灸临床之中，在辨证选穴配穴、进针手法、针刺补泻手法、取穴方法等方面取得了明显的进步，形成了杨氏特色和优势，为针灸学的发展留下了一份宝贵的遗产。

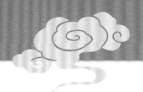

# 基本取穴方法

针灸治疗保健过程，是通过四诊收集疾病症状表现，经过归纳、分析，然后制定出治疗法则，最后选穴取穴，施以补泻手法来完成治疗的过程。其中取穴是针灸治疗的基础和关键，取穴准确与否直接影响到治疗的效果。因此，准确地选取穴位，从古至今一直为历代医家所重视。

早在《黄帝内经》时代就已经提出了度量人体的各种方法，如形度、骨度、脉度等。发展至今天，针灸的取穴方法基本完善，常用的取穴定位法有骨度分寸法、体表标志法、手指比量法和简易取穴法四种。

## 一 骨度分寸法

骨度分寸法，古称"骨度法"，即以骨节为主要标志测量周身各部的大小、长短，并依其比例折算成尺寸作为定穴标准的方法。此法最早见于《灵枢·骨度》。现代常用骨度分寸是根据《灵枢·骨度》，并在长期医疗实践中经过修改和补充而来的（表2-1，图2-1，图2-2）。

表2-1　常用骨度表

| 部位 | 起止点 | 折量分寸 | 度量法 | 说　明 |
|---|---|---|---|---|
| 头部 | 前发际正中至后发际正中 | 12 | 直寸 | 用于确定头部穴位的纵向距离 |
| | 眉间至前发际正中 | 3 | 直寸 | 用于确定前或后发际及其头部穴位的纵向距离 |
| | 两额角发际之间 | 9 | 横寸 | 用于确定头前部穴位的横向距离 |
| | 耳后两乳突之间 | 9 | 横寸 | 用于确定头后部穴位的横向距离 |

| 部位 | 起止点 | 折量分寸 | 度量法 | 说明 |
|---|---|---|---|---|
| 胸腹胁部 | 胸骨上窝至胸剑结合中点 | 9 | 直寸 | 用于确定胸部任脉穴的纵向距离 |
| | 胸剑结合中点至脐中 | 8 | 直寸 | 用于确定上腹部穴位的纵向距离 |
| | 脐中至耻骨联合上缘 | 5 | 直寸 | 用于确定下腹部穴位的纵向距离 |
| | 两肩胛骨喙突内侧缘之间 | 12 | 横寸 | 用于确定胸部穴位的横向距离 |
| | 两乳头之间 | 8 | 横寸 | 用于确定胸腹部穴位的横向距离 |
| 背腰部 | 肩胛骨内侧缘至后正中线 | 3 | 横寸 | 用于确定背腰部穴位的横向距离 |
| 上肢部 | 腋前、后纹头至肘横纹（平尺骨鹰嘴） | 9 | 直寸 | 用于确定上臂部穴位的纵向距离 |
| | 肘横纹（平尺骨鹰嘴）至腕掌（背）侧远端横纹 | 12 | 直寸 | 用于确定前臂部穴位的纵向距离 |
| 下肢部 | 耻骨联合上缘至髌底 | 18 | 直寸 | 用于确定大腿部穴位的纵向距离 |
| | 髌底至髌尖 | 2 | 直寸 | |
| | 髌尖（膝中）至内踝尖（胫骨内侧髁下方阴陵泉至内踝尖为 13 寸） | 15 | 直寸 | 用于确定小腿内侧部穴位的纵向距离 |
| | 股骨大转子至腘横纹（平髌尖） | 19 | 直寸 | 用于确定大腿前外侧部穴位的纵向距离 |
| | 臀沟至腘横纹 | 14 | 直寸 | 用于确定大腿后部穴位的纵向距离 |
| | 腘横纹（平髌尖）至外踝尖 | 16 | 直寸 | 用于确定小腿外侧部穴位的纵向距离 |
| | 内踝尖至足底 | 3 | 直寸 | 用于确定足内侧部穴位的纵向距离 |

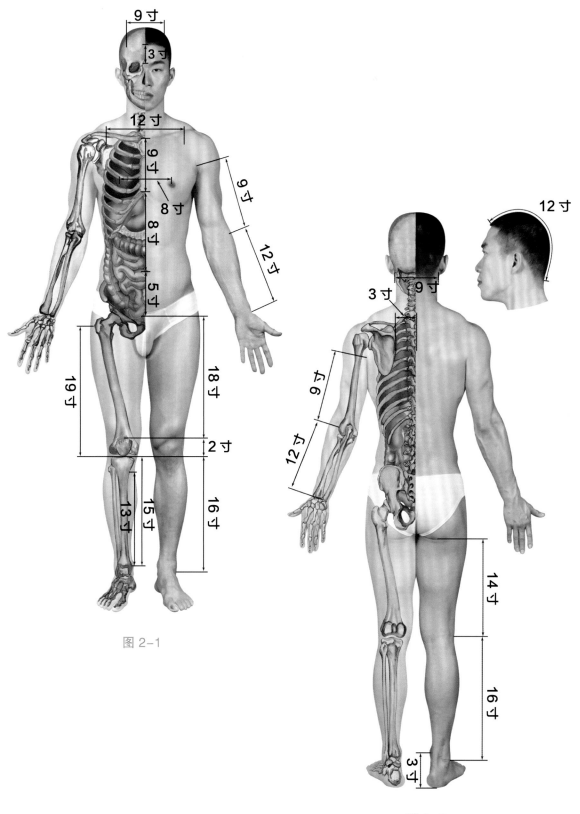

图 2-1

图 2-2

## 二 体表标志法

依据人体表面具有特征的部位作为标志，用来选取穴位的方法，称为体表标志法。此法起源古远，最初定名的穴位大多依此而选取，可分为固定标志和活动标志两类。

**1. 固定标志法** 是以人体表面固定不移，又有明显特征的部位作为取穴标志的方法，如依据人的五官、发际线、爪甲、乳头、肚脐、关节处的横纹以及骨骼突起的凹陷、肌肉隆起等部位作为取穴的标志。因此，这些穴位标志都是相对固定的。

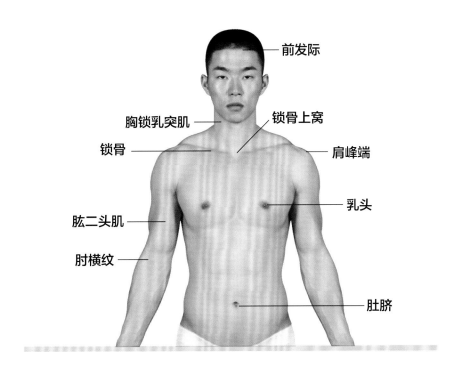

**2. 活动标志法** 是依据人体某局部活动后出现的隆起、凹陷、孔隙、皱纹等作为取穴标志的方法。它是通过肌肉和肌腱的伸缩、关节的屈伸旋转及活动后皮肤皱起的纹理等形成的标志。如耳门、听宫、听会等，当张口时出现凹陷处取之；下关当闭口时凹陷处取之。又如曲池必屈肘于横纹头取之；取阳溪时，将拇指翘起，当拇长、短伸肌腱之间的凹陷中取之。因这些标志都是在活动状态下作为取穴定位标志的，故称活动标志。

## 三 手指比量法

手指比量法，是用手指某局部的长度代表身体局部的长度而选取穴位的方法，又称"指寸法"或"同身寸法"。由于人类机体的各个局部间是相互关联而生长发育的，因此，人的

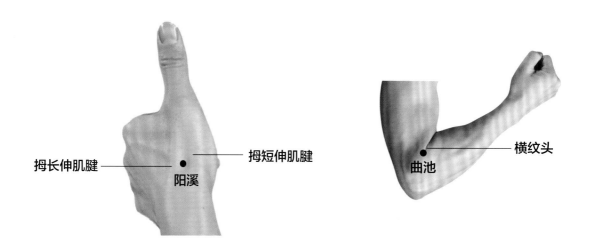

拇长伸肌腱 —— 阳溪 —— 拇短伸肌腱

曲池 —— 横纹头

手指与身体其他部位在生长发育过程中，在大小、长度上有相对的比例。这样选定同一人体的某手指一部分作为长度单位，量取身体其他部位的长度是合理可行的。故这种方法称"同身寸法"。由于选取的手指不同，节段亦不同，可分为以下几类。

**1. 横指同身寸法** 又称"一夫法"，具体取法：将示指、中指、环指、小指相并拢，以中指中节横纹处为准，量取四横指之横度，定为 3 寸。此法多用于腹、背部及下肢部的取穴。

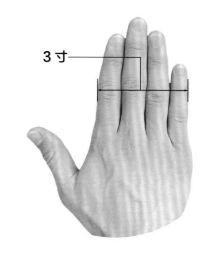

3 寸

**2. 拇指同身寸法**

具体取法：将拇指伸直，横置于所取部位的上下，依拇指关节外形的横向长度为 1寸，来量取穴位。

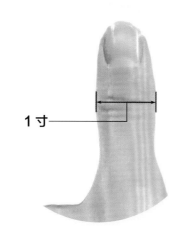

1 寸

**3. 中指同身寸法** 具体取法：将患者的中指屈曲，以中指指端抵在拇指指腹，形成一环状，将示指伸直，显露出中指的桡侧面，取其中节上下两横纹头之间的长度，即为同身之一寸。这种方法较适用于四肢及脊背横量取穴。

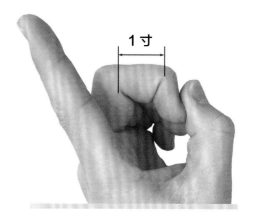

1 寸

手指比量法在应用时较为便利，但取穴的准确性稍差。因此，该法必须在骨度分寸规定的基础上加以运用，不可以以指寸悉量全身各部，否则会导致长短失度。因此，手指比量法只能被看作是骨度分寸法的补充。

## 四 简易取穴法

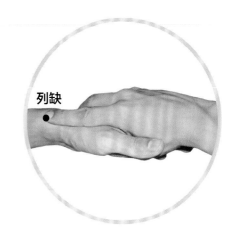

简易取穴法，是历代医家在临床实践中形成的简便易行的量取穴位的方法。这种方法多用于较为主要的穴位取法上。如列缺，可以病人左右两手之虎口交叉，一手示指压在另一手腕后高骨的正中上方，当示指指尖到达处的小凹陷处即为本穴。又如劳宫，半握掌，以中指的指尖切压在掌心的第一节横纹上，就是本穴。再如风市，患者两手臂自然下垂，于股外侧中指尖到达处即是本穴。又如垂肩屈肘，肘尖到达躯干侧面的位置即是章门穴；两耳角直上连线中点取百会等。这些取穴方法虽然不是十分精确，但由于穴位并非针尖大的范围，所以完全可以寻找到感应较强处作为穴点，因此在临床是比较实用、简便的取穴方法。

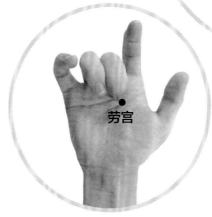

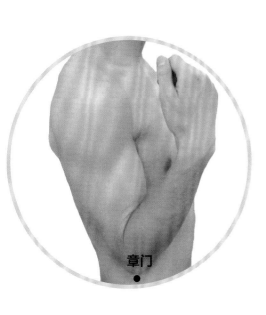

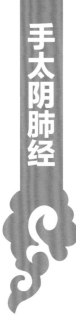

# 手太阴肺经

经穴歌诀

LU 十一是肺经，起于中府少商停，
胸肺疾患咳嗽喘，咯血发热咽喉痛，
中府云门下一寸，云门锁骨下窝寻，
二穴相差隔一肋，距胸中线六寸平，
天府腋下三寸取，侠白府下一寸擒，
尺泽肘中肌腱处，孔最腕上七寸凭，
列缺交叉食指尽，经渠一寸突脉中，
太渊纹上动脉动，鱼际大鱼骨边中，
少商指甲根外角，去指甲角韭叶明。

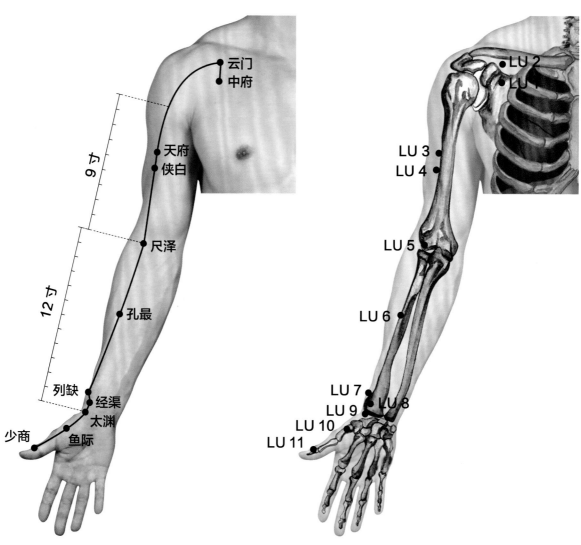

| 穴位名称 | 定 位 | 功 效 |
|---|---|---|
| 中府 LU 1 Zhōng fǔ | 在胸部，横平第1肋间隙，锁骨下窝外侧，前正中线旁开6寸 | 止咳平喘，清肺泻热，补气健脾 |
| 云门 LU 2 Yún mén | 在胸部，锁骨下窝凹陷中，肩胛骨喙突内缘，前正中线旁开6寸 | 肃肺理气，泻四肢热 |
| 天府 LU 3 Tiān fǔ | 在臂前区，腋前纹头下3寸，肱二头肌桡侧缘处 | 疏调肺气，镇惊止血 |
| 侠白 LU 4 Xiá bái | 在臂前区，腋前纹头下4寸，肱二头肌桡侧缘处 | 宣肺理气，宽胸和胃 |
| 尺泽 LU 5 Chǐ zé | 在肘区，肘横纹上，肱二头肌腱桡侧缘凹陷中 | 滋阴润肺，止咳降逆 |
| 孔最 LU 6 Kǒng zuì | 在前臂前区，腕掌侧远端横纹上7寸，尺泽（LU 5）与太渊（LU 9）连线上 | 清热解毒，降逆止血 |
| 列缺 LU 7 Liè quē | 在前臂，腕掌侧远端横纹上1.5寸，拇短伸肌腱与拇长展肌腱之间，拇长展肌腱沟的凹陷中 | 祛风散邪，通调任脉 |
| 经渠 LU 8 Jīngqú | 在前臂前区，腕掌侧远端横纹上1寸，桡骨茎突与桡动脉之间 | 宣肺平喘，开胸顺气 |
| 太渊 LU 9 Tài yuān | 在腕前区，桡骨茎突与舟状骨之间，拇长展肌腱尺侧凹陷中 | 止咳化痰，通调血脉，健脾益气 |
| 鱼际 LU 10 Yú jì | 在手外侧，第1掌骨桡侧中点赤白肉际处 | 疏风清热，宣肺利咽 |
| 少商 LU 11 Shào shāng | 在手指，拇指末节桡侧，指甲根角侧上方0.1寸（指寸） | 清热解表，通利咽候，醒神开窍 |

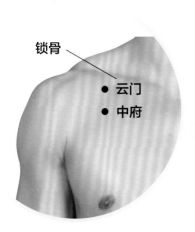

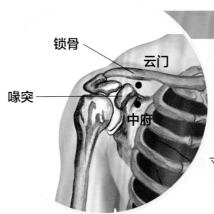

杨甲三 经验

云门、中府：云门穴与锁骨胸骨头下缘平齐，锁骨下窝凹陷中，喙突内侧缘处。其下1寸是中府穴。

天府：在腋下 3 寸，肱二头肌桡侧缘。

侠白：在腋下 4 寸，肱二头肌桡侧缘。

尺泽：在肘横纹上，肱二头肌腱的桡侧缘。

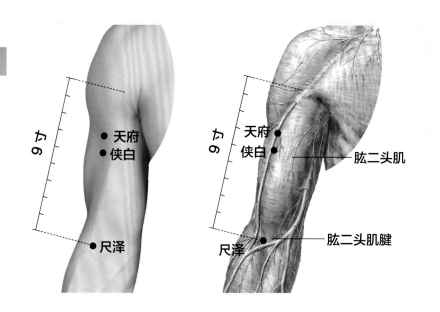

孔最：腕掌侧远端横纹上 7 寸，在桡骨的尺侧缘。

列缺：桡骨茎突的上方，腕掌侧远端横纹上 1.5 寸，拇短伸肌腱与拇长展肌腱之间。

经渠：在桡骨茎突的高点，掌面骨边与桡动脉之间。

太渊：在腕掌侧远端横纹上，桡动脉桡侧凹陷中。

鱼际：在第 1 掌骨桡侧中点，赤白肉际处。

少商：在拇指桡侧指甲根角侧上方 0.1 寸处。

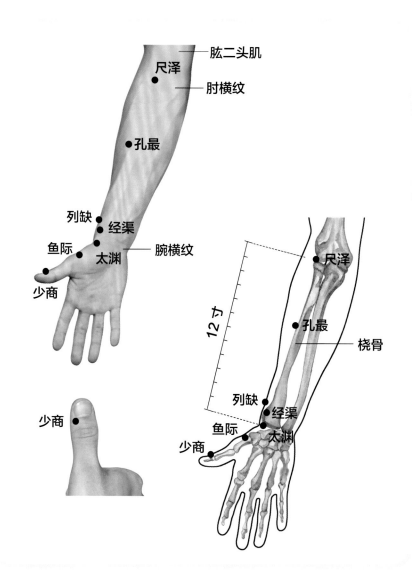

**经典配穴**

列缺配照海，治疗胸、咽喉、肺、膈、肝、肾疾患。

太渊配偏历，治疗咳喘伴腹胀、肠鸣。

太渊透经渠，治疗顽固性呃逆。

太渊配肺俞，治疗气虚喘咳。

孔最配肺俞，治疗咯血。

少商配天突，治疗咽喉疼痛。

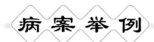

# 病案举例

## 内伤咳嗽案

患者张某某，女，56岁。

主诉：咳嗽、咳痰3个月余。

患者3个月前因受风着凉后出现咳嗽，微恶风寒，后经口服感冒清热颗粒，症状好转，现仍咳嗽，咳痰，痰多，色白，伴神疲纳呆，胸闷乏力。舌淡，苔白腻，脉濡缓。

诊断：内伤咳嗽——脾肺气虚、痰湿蕴肺证。

治法：宣肺理气，健脾益气，止咳化痰。

针灸处方：肩井，尺泽，列缺，肺俞，脾俞。

诸穴平补平泻，肺俞、脾俞加 TDP 照射。每次20分钟，共治疗5次，诸症消失。

按语：咳嗽是肺系疾病的主要症状，病因复杂，辨证首辨外感、内伤。本例患者素体偏胖，加之外感风寒，故咳嗽、微恶风寒；病程日久，邪气入里，致肺失肃降，肺气上逆而咳嗽；脾为生痰之源，肺为贮痰之器，肺脾气虚则痰湿内生，故痰多色白。故取肩井、尺泽、列缺宣肺理气，止咳化痰，以治其标；肺俞、脾俞健运脾肺，运化痰湿以治其本。

## 咽喉疼痛案

患者房某，女，32岁。

主诉：咽喉疼痛3天。

患者无明显诱因出现咽喉疼痛，无发热、咳嗽、咳痰等，无其他明显不适。舌红，苔薄黄，脉微数。

诊断：咽喉疼痛。

治法：清热利咽。

针灸处方：少商。

三棱针点刺出血3～5滴。治疗后咽喉疼痛明显减轻，隔日复诊已痊愈。

按语：咽喉疼痛是一种常见病症，咽喉为肺之门户，肺热循经上扰则咽喉疼痛。少商为肺经井穴，以三棱针点刺放血可清泻肺热、通利咽喉。

# 手阳明大肠经

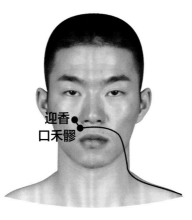

迎香
口禾髎

经穴歌诀

LI二十手大肠，起于商阳止迎香，
头面眼鼻口齿喉，皮肤神热与胃肠，
商阳食指外侧取，二间握拳节前方，
三间握拳节后取，合谷虎口岐骨当，
阳溪腕上两筋陷，偏历腕上三寸良，
温溜腕后上五寸，池前四寸下廉乡，
池下三寸上廉穴，三里池下二寸长，
曲池尺泽髁中央，肘髎肱骨内廉旁，
池上三寸寻五里，臂臑三角肌下方，
肩髃肩峰举臂取，巨骨肩尖骨陷当，
天鼎扶下一寸取，扶突肌中结喉旁，
禾髎孔外平水沟，鼻旁唇沟取迎香。

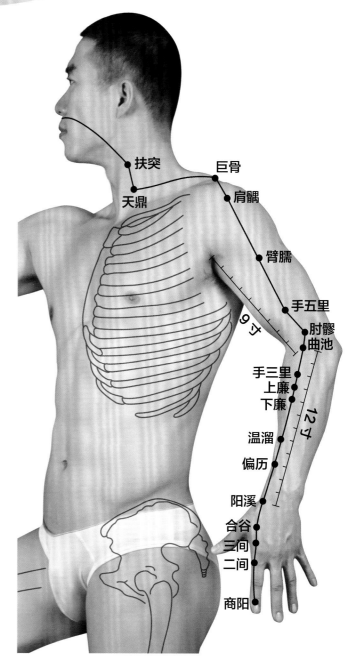

扶突
天鼎
巨骨
肩髃
臂臑
手五里
肘髎
曲池
手三里
上廉
下廉
温溜
偏历
阳溪
合谷
三间
二间
商阳
9寸
12寸

| 穴位名称 | 定 位 | 功 效 |
|---|---|---|
| 商阳 LI 1<br>Shāng yáng | 在手指，食指末节桡侧，指甲根角侧上方 0.1 寸（指寸） | 清热解表，开窍苏厥 |
| 二间 LI 2<br>Èr jiān | 在手指，第 2 掌指关节桡侧远端赤白肉际处 | 解表清热，通利咽喉 |
| 三间 LI 3<br>Sān jiān | 在手指，第 2 掌指关节桡侧近端凹陷中 | 清泄热邪，止痛利咽 |
| 合谷 LI 4<br>Hé gǔ | 在手背，第 2 掌骨桡侧的中点处 | 镇静止痛，通经活络，解表泄热 |
| 阳溪 LI 5<br>Yáng xī | 在腕区，腕背侧远端横纹桡侧，桡骨茎突远端，解剖学"鼻烟窝"凹陷中 | 清热散风，舒筋利节 |
| 偏历 LI 6<br>Piān lì | 在前臂，腕背侧远端横纹上 3 寸，阳溪与曲池连线上 | 清热利尿，通经活络 |
| 温溜 LI 7<br>Wēn liū | 在前臂，腕横纹上 5 寸，阳溪与曲池连线上 | 理肠胃，清邪热 |
| 下廉 LI 8<br>Xià lián | 在前臂，肘横纹下 4 寸，阳溪与曲池连线上 | 调肠胃，清邪热，通经络 |
| 上廉 LI 9<br>Shàng lián | 在前臂，肘横纹下 3 寸，阳溪与曲池连线上 | 调肠腑，通经络 |
| 手三里 LI 10<br>Shǒu sān lǐ | 在前臂，肘横纹下 2 寸，阳溪与曲池连线上 | 通经活络，清热明目，理气通腑 |
| 曲池 LI 11<br>Qū chí | 在肘区，尺泽（LU 5）与肱骨外上髁上连线的中点处 | 清热祛风，调和营血，降逆活络 |
| 肘髎 LI 12<br>Zhǒu liáo | 在肘区，肱骨外上髁上缘，髁上嵴的前缘 | 通经活络 |
| 手五里 LI 13<br>Shǒu wǔ lǐ | 在臂部，肘横纹上 3 寸，曲池与肩髃连线上 | 理气散结，通经活络 |
| 臂臑 LI 14<br>Bì nào | 在臂部，曲池上 7 寸，三角肌前缘处 | 清热明目，祛风通络 |
| 肩髃 LI 15<br>Jiān yú | 在肩峰前下方，当肩峰与肱骨大结节之间凹陷处 | 通利关节，疏散风热 |
| 巨骨 LI 16<br>Jù gǔ | 在肩胛区，锁骨肩峰端与肩胛冈之间凹陷中 | 通经活络 |
| 天鼎 LI 17<br>Tiān dǐng | 在颈部，横平环状软骨，胸锁乳突肌后缘 | 清咽，散结，理气，化痰 |
| 扶突 LI 18<br>Fú tū | 在胸锁乳突区，横平喉结，当胸锁乳突肌的前、后缘中间 | 清咽，散结，理气，化痰 |

| 穴位名称 | 定 位 | 功 效 |
|---|---|---|
| **口禾髎 LI 19**<br>Kǒu hé liáo | 在面部，横平人中沟上 1/3 与下 2/3 交点，鼻孔外缘直下 | 祛风开窍 |
| **迎香 LI 20**<br>Yíng xiāng | 在面部，鼻翼外缘中点，鼻唇沟中 | 通窍祛风，理气止痛 |

**杨甲三经验**

商阳：在示指（食指）桡侧指甲根角侧上方 0.1 寸处。

二间、三间：分别在第 2 掌指关节桡侧的前后凹陷中。

合谷：第 1、2 掌骨之间，第 2 掌骨桡侧中点。

阳溪：在腕关节桡侧，拇长伸肌腱和拇短伸肌腱之间的凹陷中。

曲池：屈肘成直角，肘横纹纹头尽端。尺泽与肱骨外上髁连线的中点。

偏历、温溜、下廉、上廉、手三里：凡此五穴均在阳溪与曲池连线上，偏历在阳溪上 3 寸，温溜在阳溪上 5 寸，下廉在曲池下 4 寸，上廉在曲池下 3 寸，手三里在曲池下 2 寸。

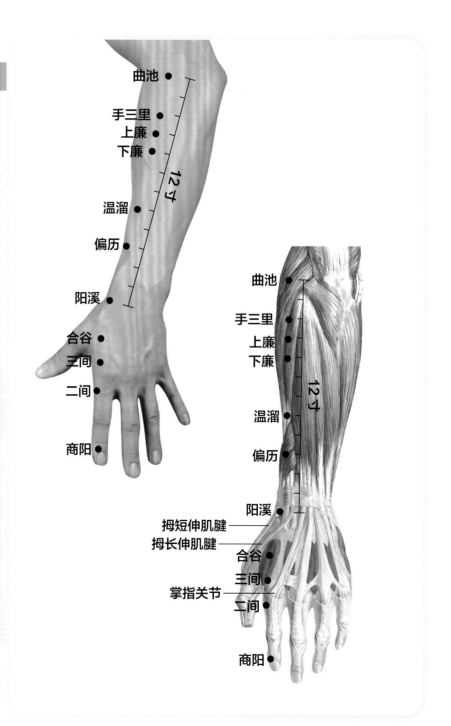

肘髎：曲池穴外上方 1 寸，肱骨骨边凹陷处。

手五里、臂臑：此二穴均在曲池与肩髃的连线上，手五里在曲池穴上 3 寸，臂臑在三角肌止点前缘。

肩髃：在肩峰前下方，肩峰与肱骨大结节之间的凹陷中。上臂外展时，肩峰前方的凹陷中。

巨骨：锁骨肩峰端与肩胛冈之间的凹陷中。

天鼎：扶突下 1 寸，胸锁乳突肌后缘。

扶突：横平喉结，胸锁乳突肌的中间。

口禾髎：在鼻翼外缘之下，横平水沟穴。

迎香：鼻翼外侧中点，鼻唇沟中。

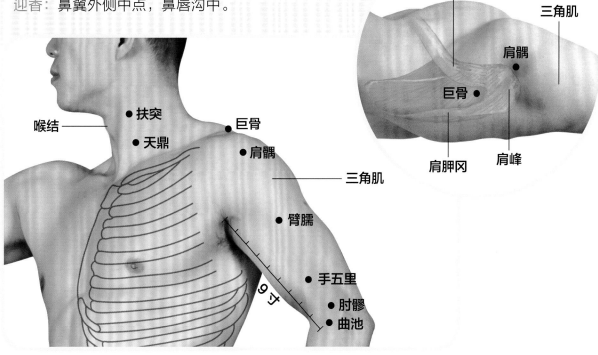

**经典配穴**

曲池透曲泽、小海，治疗外感热证和中风初期风阳上扰，或痰热内闭。

曲池配合谷，治疗上肢拘挛、齿龋鼻衄。

合谷配内庭，治疗咽喉痛、牙痛。

合谷配太冲，治疗头面四肢疾患。

太渊配偏历，治疗咳喘伴腹胀、肠鸣。

迎香配风池，治疗鼻塞、流涕。

# 病案举例

## 牙痛案

患者赵某某，男，36 岁。

主诉：牙痛 5 天。

患者无明显诱因出现左侧下牙痛，伴口臭、便秘，无发热。舌红，苔黄，脉弦数。

诊断：胃火牙痛。

治法：清胃泻火，通络止痛。

针灸处方：内庭（左），合谷（右），下关（左）。

诸穴均用泻法，每次 20 分钟，并嘱每日拇指点揉右侧合谷穴数次。针灸共治疗 3 次，诸症消失。

按语：牙痛是针灸临床的常见疾病，而胃火牙痛多见于青壮年，常反复发作。本例患者为典型的胃火牙痛，故取足阳明胃经的内庭穴以清泻胃火；"面口合谷收"，合谷为手阳明大肠经穴位，取之可泻火通络止痛，下关为局部取穴，用之可通络止痛。

## 过敏性鼻炎案

患者许某某，女，28 岁。

主诉：季节性鼻塞、流清涕 3 年余。

患者 3 年前出现鼻塞、打喷嚏、流清涕，每年春天发作 3 个月左右，可自行缓解，症状逐年加重，现已影响工作生活，无发热、咳嗽等。舌红，苔薄黄，脉浮数。

诊断：过敏性鼻炎。

治法：通利鼻窍。

穴位处方：迎香，风池。

患者惧怕针刺，故改为穴位按摩。以双手食指指腹沿鼻唇沟上下推擦迎香穴，5 ~ 10 分钟，以局部发红发热为度。为防止擦伤皮肤，可适量涂抹凡士林或风油精等介质。然后以双手拇指点揉风池穴 3 ~ 5 分钟，力度以局部酸胀为度。嘱患者每日按摩上述两个穴位，前后 1 个月余，症状消失，次年随访未复发。

按语：过敏性鼻炎是鼻塞、打喷嚏、流清涕为主要症状的临床疾病，针灸治疗本病效果显著且无副作用。迎香、风池为治疗过敏性鼻炎的经验效穴，二穴可疏风散邪，通利鼻窍，达到治疗目的。

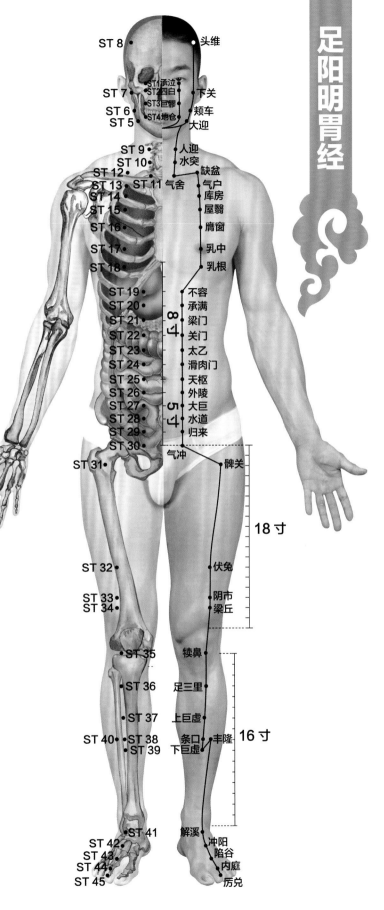

## 经穴歌诀

ＳＴ四五是胃经，起于承泣厉兑停，
胃肠血病与神志，头面热病皮肤病，
承泣下眶边缘上，四白穴在眶下孔，
巨髎鼻旁直瞳子，地仓吻旁四分灵，
大迎颌前寸三陷，颊车咬肌高处迎，
下关张口骨支起，头维四五旁神庭，
人迎结喉旁动脉，水突人迎气舍中，
肌间气舍平天突，缺盆锁骨上窝中，
气户锁下一肋上，相去中线四寸平，
库房屋翳膺窗接，都隔一肋乳中停，
乳根乳下一肋处，胸部诸穴要记清，
不容巨阙旁二寸，其下承满与梁门，
关门太乙滑肉门，天枢脐旁二寸平，
外陵大巨水道穴，归来气冲曲骨邻，
髀关髂下平会阴，伏兔膝上六寸中，
阴市膝上方三寸，梁丘膝上二寸呈，
膝外下陷是犊鼻，膝下三寸三里迎，
膝下六寸上巨虚，膝下八寸条口行，
再下一寸下巨虚，条外一指是丰隆，
解溪跗上系鞋处，冲阳跗上动脉凭，
陷谷跖趾关节后，次中指缝寻内庭，
厉兑次指外甲角，四十五穴要记清。

ST 8　头维
ST 7　ST1承泣
ST 6　ST2四白　下关
ST 5　ST3巨髎　颊车
ST 9　ST4地仓　大迎
ST 10　人迎
ST 12　水突
ST 13　ST11　气舍　缺盆
ST 14　气户
ST 15　库房
ST 16　屋翳
ST 17　膺窗
ST 18　乳中
乳根
ST 19　不容
ST 20　承满
ST 21　梁门
ST 22　关门
ST 23　太乙
ST 24　滑肉门
ST 25　天枢
ST 26　外陵
ST 27　大巨
ST 28　水道
ST 29　归来
ST 30　气冲
ST 31　髀关
8寸
5寸
18寸
16寸
ST 32　伏兔
ST 33　阴市
ST 34　梁丘
ST 35　犊鼻
ST 36　足三里
ST 37　上巨虚
ST 40　ST 38　条口　丰隆
ST 39　下巨虚
解溪
ST 41　冲阳
ST 42　陷谷
ST 43　内庭
ST 44
ST 45　厉兑

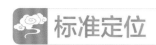 

| 穴位名称 | 定　位 | 功　效 |
|---|---|---|
| 承泣 ST 1<br>Chéng qì | 在面部，眼球与眶下缘之间，瞳孔直下 | 散风清热，明目止泪 |
| 四白 ST 2<br>Sì bái | 在面部，眶下孔处 | 祛风明目，通经活络 |
| 巨髎 ST 3<br>Jù liáo | 在面部，横平鼻翼下缘，瞳孔直下 | 清热息风，明目退翳 |
| 地仓 ST 4<br>Dì cāng | 在面部，当口角旁开0.4寸（指寸） | 祛风止痛，舒筋活络 |
| 大迎 ST 5<br>Dà yíng | 在面部，下颌角前方，咬肌附着部的前缘凹陷中，面动脉搏动处 | 祛风通络，消肿止痛 |
| 颊车 ST 6<br>Jiá chē | 在面部，下颌角前上方一横指（中指） | 祛风清热，开关通络 |
| 下关 ST 7<br>Xià guān | 在面部，颧弓下缘中央与下颌切迹之间凹陷处 | 消肿止痛、益气聪耳、通关利窍 |
| 头维 ST 8<br>Tóu wéi | 在头部，额角发际直上0.5寸，头正中线旁开4.5寸处 | 清头明目，止痛镇痉 |
| 人迎 ST 9<br>Rén yíng | 在颈部，横平喉结，胸锁乳突肌前缘，颈总动脉搏动处 | 利咽散结，理气降逆 |
| 水突 ST 10<br>Shuǐ tū | 在颈部，横平环状软骨，胸锁乳突肌的前缘 | 清热利咽，降逆平喘 |
| 气舍 ST 11<br>Qì shè | 在胸锁乳突肌区，锁骨上小窝，锁骨胸骨端上缘，胸锁乳突肌的胸骨头与锁骨头中间的凹陷中 | 清咽利肺，理气散结 |
| 缺盆 ST 12<br>Quē pén | 在颈外侧区，锁骨上大窝，锁骨上缘凹陷中，前正中线旁开4寸 | 宽胸利膈，止咳平喘 |
| 气户 ST 13<br>Qì hù | 在胸部，锁骨下缘，前正中线旁开4寸 | 理气宽胸，止咳平喘 |
| 库房 ST 14<br>Kù fáng | 在胸部，第1肋间隙，前正中线旁开4寸 | 理气宽胸，清热化痰 |
| 屋翳 ST 15<br>Wū yì | 在胸部，第2肋间隙，前正中线旁开4寸 | 止咳化痰，消痈止痒 |
| 膺窗 ST 16<br>Yīng chuāng | 在胸部，第3肋间隙，前正中线旁开4寸 | 止咳宁嗽，消肿清热 |
| 乳中 ST 17<br>Rǔ zhōng | 在胸部，乳头中央 | 此穴只作为胸部取穴标志，不进行针灸治疗 |

| 穴位名称 | 定　位 | 功　效 |
|---|---|---|
| 乳根 ST 18<br>Rǔ gēn | 在胸部，第 5 肋间隙，前正中线旁开 4 寸 | 通乳化瘀，宣肺利气 |
| 不容 ST 19<br>Bù róng | 在上腹部，脐中上 6 寸，前正中线旁开 2 寸 | 调中和胃，理气止痛 |
| 承满 ST 20<br>Chéng mǎn | 在上腹部，脐中上 5 寸，前正中线旁开 2 寸 | 理气和胃，降逆止呕 |
| 梁门 ST 21<br>Liáng mén | 在上腹部，脐中上 4 寸，前正中线旁开 2 寸 | 和胃理气，健脾调中 |
| 关门 ST 22<br>Guān mén | 在上腹部，脐中上 3 寸，前正中线旁开 2 寸 | 调理肠胃，利水消肿 |
| 太乙 ST 23<br>Tài yǐ | 在上腹部，脐中上 2 寸，前正中线旁开 2 寸 | 涤痰开窍，镇惊安神，<br>健脾益气，和胃消食 |
| 滑肉门 ST 24<br>Huá ròu mén | 在上腹部，脐中上 1 寸，前正中线旁开 2 寸 | 涤痰开窍，镇惊安神、<br>理气和胃、降逆止呕 |
| 天枢 ST 25<br>Tiān shū | 在腹部，横平脐中，前正中线旁开 2 寸 | 调中和胃，理气健脾 |
| 外陵 ST 26<br>Wài líng | 在下腹部，脐中下 1 寸，前正中线旁开 2 寸 | 和胃化湿，理气止痛 |
| 大巨 ST 27<br>Dà jù | 在下腹部，脐中下 2 寸，前正中线旁开 2 寸 | 调肠胃，固肾气 |
| 水道 ST 28<br>Shuǐ dào | 在下腹部，脐中下 3 寸，前正中线旁开 2 寸 | 利水消肿，调经止痛 |
| 归来 ST 29<br>Guī lái | 在下腹部，脐中下 4 寸，前下中线旁开 2 寸 | 活血化瘀，调经止痛 |
| 气冲 ST 30<br>Qì chōng | 在腹股沟区，耻骨联合上缘，前正中线旁开 2 寸，动脉搏动处 | 调经血，舒宗筋，理气止痛 |
| 髀关 ST 31<br>Bì guān | 在股前区，股直肌近端、缝匠肌与阔筋膜张肌 3 条肌肉之间凹陷中 | 强腰膝，通经络 |
| 伏兔 ST 32<br>Fú tù | 在股前区，髌底上 6 寸，髂前上棘与髌底外侧端的连线上 | 散寒化湿，疏通经络 |
| 阴市 ST 33<br>Yīn shì | 在股前区，髌底上 3 寸，股直肌腱外侧缘 | 温经散寒，理气止痛 |
| 梁丘 ST 34<br>Liáng qiū | 在股前区，髌底上 2 寸，股外侧肌与股直肌腱之间 | 理气和胃，通经活络 |
| 犊鼻 ST 35<br>Dú bí | 在膝前区，髌韧带外侧凹陷中 | 通经活络，消肿止痛 |
| 足三里 ST 36<br>Zú sān lǐ | 在小腿前外侧，犊鼻（ST 35）下 3 寸，犊鼻（ST 35）与解溪（ST 41）连线上 | 健脾和胃，扶正培元，<br>通经活络，升降气机 |

| 穴位名称 | 定位 | 功效 |
|---|---|---|
| **上巨虚 ST 37**<br>Shàng jù xū | 在小腿外侧，犊鼻（ST 35）下6寸，犊鼻（ST 35）与解溪（ST 41）连线上 | 调和肠胃，通经活络 |
| **条口 ST 38**<br>Tiáo kǒu | 在小腿外侧，犊鼻（ST 35）下8寸，犊鼻（ST 35）与解溪（ST 41）连线上 | 舒筋活络，理气和中 |
| **下巨虚 ST 39**<br>Xià jù xū | 在小腿外侧，犊鼻（ST 35）下9寸，犊鼻（ST 35）与解溪（ST 41）连线上 | 调肠胃，通经络，安神志 |
| **丰隆 ST 40**<br>Fēng lóng | 在小腿外侧，外踝尖上8寸，胫骨前肌的外缘 | 健脾化痰，和胃降逆，通便，开窍 |
| **解溪 ST 41**<br>Jiě xī | 在踝区，踝关节前面中央凹陷中，拇长伸肌腱与趾长伸肌腱之间 | 舒筋活络，清胃化痰，镇惊安神 |
| **冲阳 ST 42**<br>Chōng yáng | 在足背，第2跖骨基底部与中间楔状骨关节处，可触及足背动脉 | 和胃化痰，通络宁神 |
| **陷谷 ST 43**<br>Xiàn gǔ | 在足背，第2、3跖骨间，第2跖趾关节近端凹陷中 | 清热解表，和胃行水，理气止痛 |
| **内庭 ST 44**<br>Nèi tíng | 在足背，第2、3趾间，趾蹼缘后方赤白肉际处 | 清胃泻火，理气止痛 |
| **厉兑 ST 45**<br>Lì duì | 在足趾，第2趾末节外侧，趾甲根角侧后方0.1寸（指寸） | 清热和胃，苏厥醒神，通经活络 |

**经典配穴**

地仓透颊车，治疗口眼歪斜。

太阳透颊车，治疗三叉神经痛。

天枢配上巨虚，治疗下痢腹痛。

天枢配丰隆，治疗便秘、泄泻。

中脘配足三里，治疗胃脘痛。

合谷配内庭，治疗咽喉痛、牙痛。

内关配足三里，治疗各种胃病。

内关配公孙，治疗胸、心、肝、脾、胃疾患。

足三里配内庭，治疗脘腹冷痛、腹胀、肠鸣。

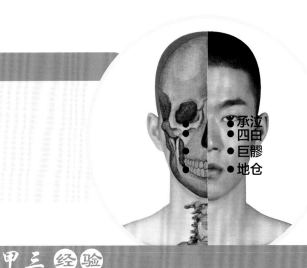

承泣：瞳孔直下，眼球与眶下缘之间。

四白：瞳孔直下，眶下孔中。

巨髎：瞳孔直下，横平鼻翼下缘。

地仓：瞳孔直下，口角水平的交点处。

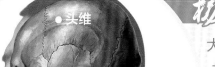

杨甲三经验

大迎：下颌角前方，咬肌附着部前缘面动脉搏动处。

颊车：在上下齿咬紧时，咬肌的高点处。

下关：闭口，颧弓下缘与下颌切迹之间的凹陷中。

头维：额角发际直上0.5寸。

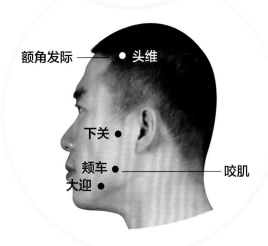

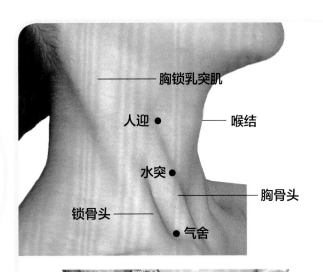

杨甲三经验

人迎：横平喉结，胸锁乳突肌的前缘。

水突：人迎与气舍连线的中点，胸锁乳突肌的前缘。

气舍：在锁骨胸骨端上缘，胸锁乳突肌的胸骨头与锁骨头之间的凹陷处。

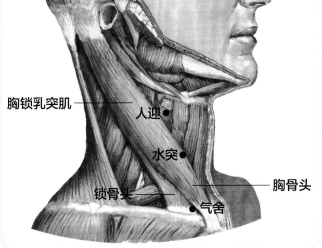

缺盆：在锁骨上窝凹陷中，前正中线旁开4寸。
气户、库房、屋翳、鹰窗、乳中、乳根：凡此六穴均在胸部，距前正中线4寸，气户在锁骨下缘，库房在第1肋间隙，屋翳在第2肋间隙，鹰窗在第3肋间隙，乳中在第4肋间隙，乳根在第5肋间隙。

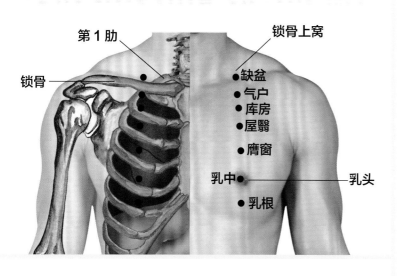

第1肋　　　　锁骨上窝
锁骨
● 缺盆
● 气户
● 库房
● 屋翳
● 膺窗
乳中 ● ─── 乳头
● 乳根

不容、承满、梁门、关门、太乙、滑肉门、天枢、外陵、大巨、水道、归来、气冲：凡此十二穴均在腹部，距前正中线2寸，不容横平脐中上6寸，向下每隔1寸一个穴位，依次为承满、梁门、关门、太乙、滑肉门、天枢、外陵、大巨、水道、归来、气冲。天枢横平脐中，气冲横平耻骨联合上缘。

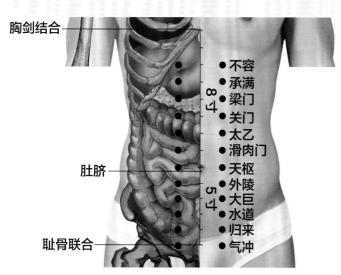

胸剑结合
● 不容
● 承满
8寸 ● 梁门
● 关门
● 太乙
● 滑肉门
肚脐 ● 天枢
● 外陵
5寸 ● 大巨
● 水道
● 归来
耻骨联合 ● 气冲

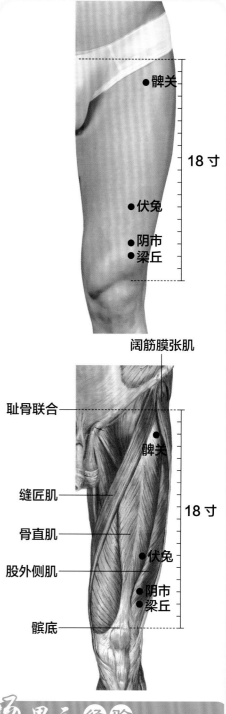

髀关
18寸
● 伏兔
● 阴市
● 梁丘
阔筋膜张肌

耻骨联合
● 髀关
缝匠肌
骨直肌
股外侧肌
● 伏兔
18寸
● 阴市
● 梁丘
髌底

髀关、伏兔、阴市、梁丘：凡此四穴均在髂前上棘与髌底外侧端连线上，髀关横平耻骨联合下缘，伏兔在髌底上6寸，阴市在髌底上3寸，梁丘在髌底上2寸。

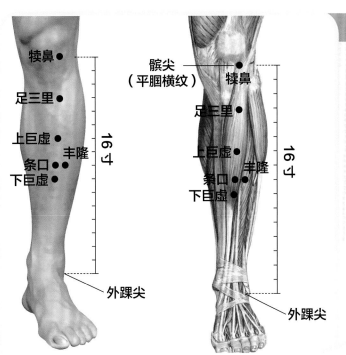

犊鼻：屈膝，在髌韧带外侧凹陷中。

足三里、上巨虚、条口、下巨虚：凡此四穴均在犊鼻与解溪的连线上，足三里在犊鼻下3寸，上巨虚在犊鼻下6寸，条口在犊鼻下8寸，下巨虚在犊鼻下9寸。

丰隆：横平条口穴，胫骨前肌的外缘。

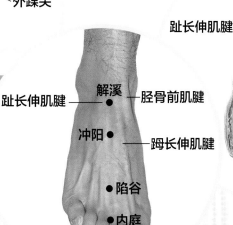

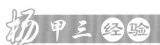

杨甲三经验

解溪：踝关节前面中央凹陷中，趾长伸肌腱与蹈长伸肌腱之间。

冲阳：解溪穴下约1.3寸，有动脉跳动的地方。

陷谷和内庭：在第2、3跖趾关节之间，分别在跖趾关节的前后凹陷中。

厉兑：在足二趾外侧指甲根角侧上方0.1寸处。

## 病案举例

### 胃脘痛案

患者金某某，女，62岁。

主诉：胃脘痛3个月余。

患者3个月前因食用冷饮后出现胃脘部疼痛，遇冷加重，得温痛减，伴食欲不振，嗳气，胃部胀满，二便可。舌淡，苔薄白，脉弦紧。

诊断：胃痛——寒邪客胃。

治法：温胃散寒，行气止痛。

穴位处方：中脘，足三里，内关。

针刺采用毫针平补平泻，每次20分钟，隔日1次，并嘱患者每日艾条温和灸中脘、双侧足三里各 15 分钟。2 周后患者胃痛消失，疾病告愈。

　　按语：胃脘痛是消化系统疾病的常见症状，本例患者因夏月贪凉饮冷后出现，寒邪客胃而致胃脘痛。中脘为胃之募穴，足三里为胃经合穴，二穴合用并加艾灸可温胃散寒，通经活络，理气止痛；内关可宽胸利膈，降逆止呕，条畅三焦气机。


### 周围性面瘫案

患者孙某某，女，29 岁。

主诉：左侧口眼㖞斜 3 天。

患者 3 天前晨起后发现左侧口眼㖞斜，漱口漏水，不能抬眉闭眼。查体可见左侧不能抬眉，额纹消失，眼睑闭合不全，左侧鼻唇沟变浅，鼓腮漏气。舌红，苔薄白，脉浮数。

诊断：周围性面瘫。

治法：疏风通络，疏调经筋。

穴位处方：地仓，颊车，翳风，风池，合谷，阳白，太阳，四白，迎香，下关。

诸穴均采用平补平泻法。其中地仓、颊车采用透刺法。并嘱患者每日艾条温和灸翳风 15 分钟，地仓、颊车、合谷、阳白、四白、迎香穴每天采用拇指或示指（食指）点揉各 3 ~ 5 分钟。3 周后患者症状消失，疾病告愈。

　　按语：周围性面瘫又称面神经麻痹、面神经炎，多突然发病，春秋季多见。本病有自愈倾向，但发病早期仍需积极治疗，否则一旦遗留后遗症，则会给患者造成终生痛苦。本病发病初期应注意休息，避免劳累、熬夜，注意避风寒。地仓、颊车、阳白、太阳、四白、迎香、下关均为局部取穴，可疏通面部经筋，翳风、风池可疏散头面部风邪，"面口合谷收"，合谷是治疗本病的经验效穴。


### 便秘案

患者乔某某，女，63 岁。

主诉：大便干燥，排便困难 10 余年。

患者 10 年前开始出现大便干燥，排便困难，进行性加重，伴身倦乏力、腹胀、纳呆、嗳气、口臭，现大便 5 日一行，舌质淡，苔薄白，脉濡缓。

诊断：便秘——脾胃气虚。

治法：健脾益气，润肠通便。

穴位处方：天枢，大横，丰隆，脾俞，胃俞。

天枢、大横、丰隆三穴采用毫针平补平泻，留针 20 分钟，隔天 1 次，脾俞、胃俞嘱患者自行回家采用艾灸盒温灸，每日 1 次，每次 30 分钟，并双手叠按于腹部，以肚脐为中心顺时针揉腹 10 分钟。前后治疗 2 个月余，腹胀、纳呆、乏力等较前明显改善，大便 2 日一行，便质变软，排便通畅。

　　按语：便秘是中老年人的常见病，老年人脾胃虚弱，运化无力，气机升降失司，则便秘、腹胀、嗳气。天枢属足阳明胃经，为大肠募穴，可调理肠胃气机，通利肠腑。大横属足太阴脾经，丰隆属足阳明胃经，为胃经络穴，二穴为治疗便秘的经验效穴。脾俞、胃俞为脾胃之背俞穴，灸之可健运脾胃，调理中州气机，使清气上升，浊气下降。揉腹则可促进胃肠蠕动，有助于大便的排出。

经穴歌诀

SP 二一是脾经，起于隐白大包终，
脾胃肠腹泌尿好，五脏生殖血舌病，
隐白大趾内甲角，大都节前陷中寻，
太白节后白肉际，基底前下是公孙，
商丘内踝前下找，踝上三寸三阴交，
踝上六寸漏谷是，陵下三寸地机朝，
膝内辅下阴陵泉，血海股内肌头间，
箕门血海上五寸，冲门曲骨三五偏，
冲上斜七是府舍，腹结大横下寸三，
脐旁四寸大横穴，腹哀建里四寸旁，
中庭旁六食窦全，天溪胸乡周荣上，
四肋三肋二肋间，大包腋下方六寸，
腋中线上六肋间，脾经二十一穴全。

足太阴脾经

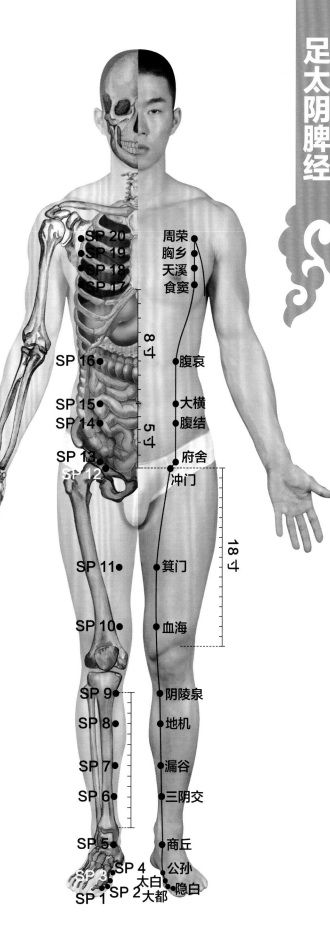

SP 20 周荣
SP 19 胸乡
SP 18 天溪
SP 17 食窦

8寸
腹哀

SP 16

大横
SP 15
SP 14 腹结

5寸
SP 13 府舍
SP 12 冲门

18寸
SP 11 箕门

血海

SP 10

阴陵泉
SP 9
SP 8 地机

漏谷
SP 7

SP 6 三阴交

商丘
SP 5

公孙
SP 4
SP 3 太白
SP 1 SP 2 大都 隐白

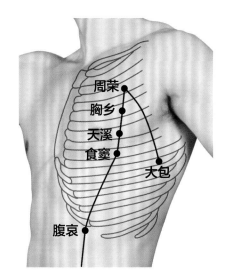

周荣
胸乡
天溪
食窦
大包
腹哀

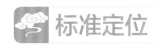 

| 穴位名称 | 定 位 | 功 效 |
|---|---|---|
| 隐白 SP 1 Yǐn bái | 在足趾，大趾末节内侧，趾甲根角侧后方 0.1 寸（指寸） | 调经统血，健脾回阳 |
| 大都 SP 2 Dà dū | 在足趾，第 1 跖趾关节远端赤白肉际凹陷中 | 泄热止痛，健脾和中 |
| 太白 SP 3 Tài bái | 在跖区，第 1 跖趾关节近端赤白肉际凹陷中 | 健脾和胃，清热化湿 |
| 公孙 SP 4 Gōng sūn | 在跖区，当第 1 跖骨底的前下缘赤白肉际处 | 健脾胃，调冲任 |
| 商丘 SP 5 Shāng qiū | 在踝区，内踝前下方，舟骨粗隆与内踝尖连线中点凹陷中 | 健脾化湿，通调肠胃 |
| 三阴交 SP 6 Sān yīn jiāo | 在小腿内侧，内踝尖上 3 寸，胫骨内侧缘后际 | 健脾胃，益肝肾，调经带 |
| 漏谷 SP 7 Lòu gǔ | 在小腿内侧，内踝尖上 6 寸，胫骨内侧缘后际 | 健脾和胃，利尿除湿 |
| 地机 SP 8 Dì jī | 在小腿内侧，阴陵泉（SP9）下 3 寸，胫骨内侧缘后际 | 健脾渗湿，调经止带 |
| 阴陵泉 SP 9 Yīn líng quán | 在小腿内侧，胫骨内侧髁下缘与胫骨内侧缘之间的凹陷中 | 清利湿热，健脾理气，益肾调经，通经活络 |
| 血海 SP 10 Xuè hǎi | 在股前区，髌底内侧端上 2 寸，股内侧肌隆起处 | 调经统血，健脾化湿 |
| 箕门 SP 11 Jī mén | 在股前区，髌底内侧端与冲门连线上 1/3 与 2/3 交点处，长收肌和缝匠肌交角的动脉搏动处 | 健脾渗湿，通利下焦 |
| 冲门 SP 12 Chōng mén | 在腹股沟区，腹股沟斜纹中，髂外动脉搏动处的外侧 | 健脾化湿，理气解痉 |
| 府舍 SP 13 Fǔ shè | 在下腹部，脐中下 4.3 寸，前正中线旁开 4 寸 | 健脾理气，散结止痛 |
| 腹结 SP 14 Fù jié | 在下腹部，脐中下 1.3 寸，前正中线旁开 4 寸 | 健脾温中，宣通降逆 |
| 大横 SP 15 Dà héng | 在腹部，脐中旁开 4 寸 | 温中散寒，调理肠胃 |
| 腹哀 SP 16 Fù āi | 在上腹部，脐中上 3 寸，前正中线旁开 4 寸 | 健脾和胃，理气调肠 |

| 穴位名称 | 定 位 | 功 效 |
|---|---|---|
| **食窦 SP 17**<br>Shí dòu | 在胸部，第5肋间隙，前正中线旁开6寸 | 宣肺平喘，健脾和中，利水消肿 |
| **天溪 SP 18**<br>Tiān xī | 在胸部，第4肋间隙，前正中线旁开6寸 | 宽胸理气，止咳通乳 |
| **胸乡 SP 19**<br>Xiōng xiāng | 在胸部，第3肋间隙，前正中线旁开6寸 | 宣肺止咳，理气止痛 |
| **周荣 SP 20**<br>Zhōu róng | 在胸部，第2肋间隙，前正中线旁开6寸 | 宣肺平喘，理气化痰 |
| **大包 SP 21**<br>Dà bāo | 在胸外侧区，第6肋间隙，在腋中线上 | 宽胸益脾，调理气血 |

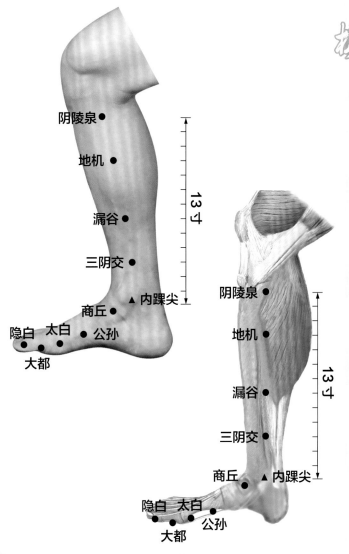

**杨甲三经验**

隐白：在足大趾内侧趾甲根角侧上方0.1寸处。

大都：第1跖趾关节内侧远端赤白肉际处。

太白：第1跖趾关节内侧近端赤白肉际处。

公孙：第1跖骨基底前下方凹陷处。

商丘：在内踝前下方凹陷中。

三阴交、漏谷、地机和阴陵泉：先取三阴交和阴陵泉。三阴交在内踝尖直上3寸，胫骨后缘，阴陵泉在胫骨内侧髁下缘凹陷中。漏谷和地机位于两穴连线上，漏谷在三阴交上3寸，地机在阴陵泉下3寸。

血海：绷腿时，股内侧肌肌腹的高点，髌底内侧端上2寸。

箕门：绷腿时，股内侧肌的尾端，长收肌与缝匠肌交角处，
血海上6寸。

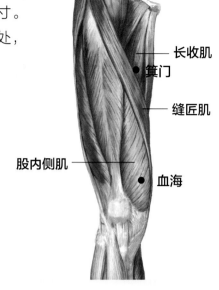

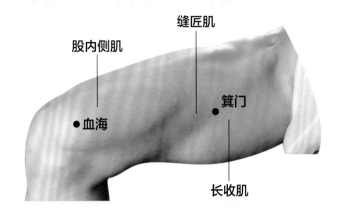

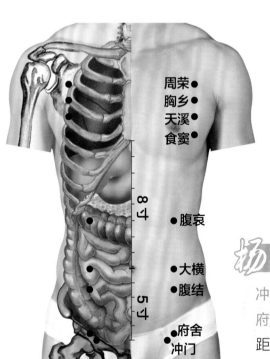

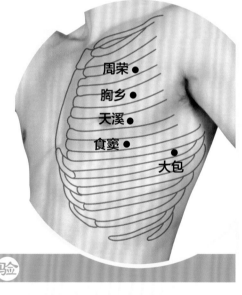

冲门：横平耻骨联合上缘，前正中线旁开3.5寸。

府舍、腹结、大横、腹哀：凡此四穴均在腹部，
距前正中线4寸，府舍横平脐中下4.3寸，腹结
横平脐中下1.3寸，大横横平脐中，腹哀横平脐
中上3寸。

食窦、天溪、胸乡、周荣：凡此四穴均在胸部，
距前正中线6寸，食窦在第5肋间隙，天溪在第
4肋间隙，胸乡在第3肋间隙，周荣在第2肋间隙。

大包：在腋中线上，第6肋间隙。

公孙透太白，治疗脾胃虚弱、脘胀嗳气。

百会配隐白，治疗昏厥。

脾俞配太白，治疗泄泻、完谷不化。

内关配公孙，治疗胸、心、肝、脾、胃疾患。

三阴交配合谷，治疗痛经。

隐白配三阴交，治疗崩漏。

血海配百虫窝，治疗荨麻疹。

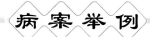

病 案 举 例

**崩漏案**

患者乔某某，女，35 岁。

主诉：阴道内淋漓出血 2 个月余。

患者自 2 个月前行经后阴道内淋漓出血至今，出血量不多，色淡红，伴腰部酸痛，身倦乏力，舌淡胖，苔薄白，脉细无力。经腹部 B 超及妇科检查未见明显异常，诊断为功能性子宫出血。

诊断：崩漏——气血亏虚。

治法：健脾益肾，固经止血。

穴位处方：隐白，三阴交，地机，脾俞，肾俞，太溪。

隐白浅刺 0.1 寸，三阴交、地机采用毫针平补平泻法，脾俞、肾俞、太溪采用毫针补法，针刺隔日 1 次，并嘱患者每日采用艾条温和灸隐白穴，每次 30 分钟。1 周后患者停止出血。

按语：崩漏是中医病名，是指妇女阴道内大量或持续淋漓出血的疾病。一般来势急，出血量大为崩；来势缓，出血量少为漏。多见于西医功能性子宫出血。脾虚血失统摄，肾虚封藏失司，冲任不固，不能制约经血则发为崩漏。隐白为足太阴脾经井穴，为临床治疗崩漏的经验效穴，一般采用艾条温和灸，效果佳，病症较轻者可单独应用，亦可获得满意效果。三阴交为足三阴经交会穴，可调理三经，地机为足太阴脾经郄穴，善治血证，两穴合用则可健脾益肾，调经止血。脾俞、肾俞、太溪三穴健脾益肾之力尤著。诸穴合用，针对病本，故取效迅速。

**经闭案**

患者孙某，女，38 岁。

主诉：停经半年余。

患者停经半年有余，伴小腹冷痛，腰酸，尿液 HCG 检查阴性，腹部 B 超未见明显异常。舌质紫黯，苔薄白，脉沉细。

诊断：经闭。

治法：补肾温阳，养血调经。

穴位处方：血海，三阴交，关元，中极，归来。

上述穴位均采用毫针平补平泻法，留针 20 分钟，隔日 1 次。并嘱患者每日艾灸盒温灸关元穴 30 分钟。3 周后月经来潮。

按语：月经是女性的一种正常生理节律，一旦紊乱会给女性身体带来诸多不利影响。针灸治疗经闭效果满意。血海、三阴交属足太阴脾经，可健脾养血，活血通经，关元穴可补肾培元，加艾灸则可温阳益肾，中极、归来调理下焦，活血通经。

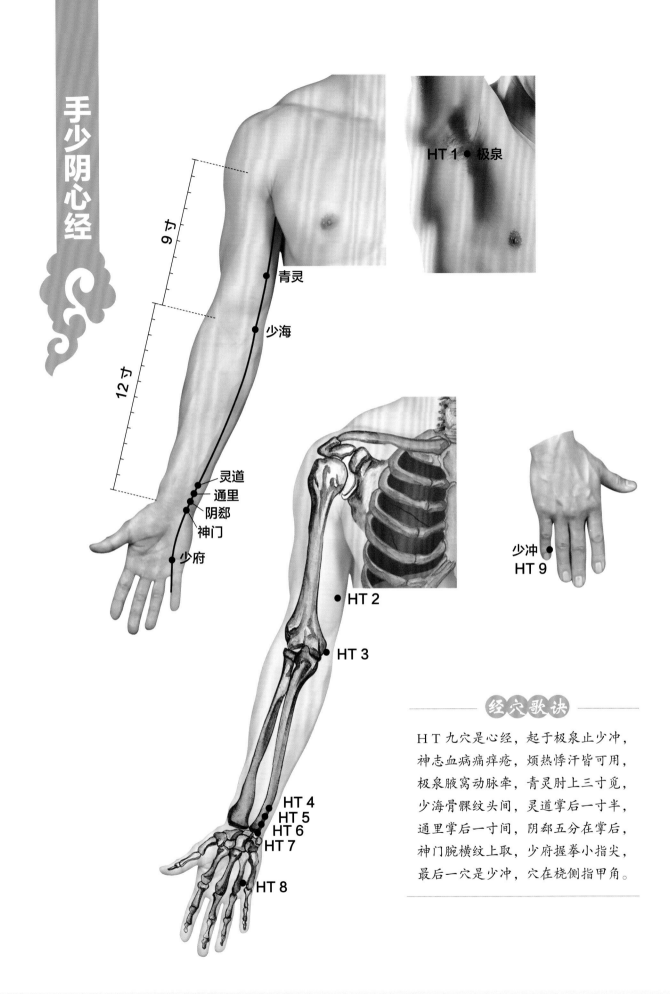

9寸

12寸

HT 1 • 极泉

青灵

少海

灵道
通里
阴郄
神门
少府

少冲
HT 9

HT 2

HT 3

HT 4
HT 5
HT 6
HT 7

HT 8

经穴歌诀

HT九穴是心经，起于极泉止少冲，
神志血病痛痒疮，烦热悸汗皆可用，
极泉腋窝动脉牵，青灵肘上三寸觅，
少海骨髁纹头间，灵道掌后一寸半，
通里掌后一寸间，阴郄五分在掌后，
神门腕横纹上取，少府握拳小指尖，
最后一穴是少冲，穴在桡侧指甲角。

| 穴位名称 | 定 位 | 功 效 |
|---|---|---|
| 极泉 HT 1<br>Jí quán | 在腋区，腋窝中央，腋动脉搏动处 | 宽胸理气，通经活络 |
| 青灵 HT 2<br>Qīng líng | 在臂前区，肘横纹上3寸，肱二头肌的内侧沟中 | 理气通络，宁心安神 |
| 少海 HT 3<br>Shào hǎi | 在肘前区，横平肘横纹，肱骨内上髁前缘 | 理气通络，宁心安神 |
| 灵道 HT 4<br>Líng dào | 在前臂前区，腕掌侧远端横纹上1.5寸，尺侧腕屈肌腱的桡侧缘 | 宁心安神，活血通络 |
| 通里 HT 5<br>Tōng lǐ | 在前臂前区，腕掌侧远端横纹上1寸，尺侧腕屈肌腱的桡侧缘 | 安神志，清虚热，通经活络 |
| 阴郄 HT 6<br>Yīn xì | 在前臂前区，腕掌侧远端横纹上0.5寸，尺侧腕屈肌腱的桡侧缘 | 清心安神，固表开音 |
| 神门 HT 7<br>Shén mén | 在腕前区，腕掌侧远端横纹尺侧端，尺侧腕屈肌腱的桡侧缘 | 宁心安神，通经活络 |
| 少府 HT 8<br>Shào fǔ | 在手掌，横平第5掌指关节近端，第4、5掌骨之间 | 清心泻火，理气活络 |
| 少冲 HT 9<br>Shào chōng | 在手指，小指末节桡侧，指甲根角侧上方0.1寸（指寸） | 清热息风，醒神开窍，理血通经 |

经典
配穴

神门透通里，治疗顽固性呃逆。

神门配心俞，治疗心悸、怔忡。

极泉配膻中，治疗心慌、心悸。

神门配四神聪，治疗失眠。

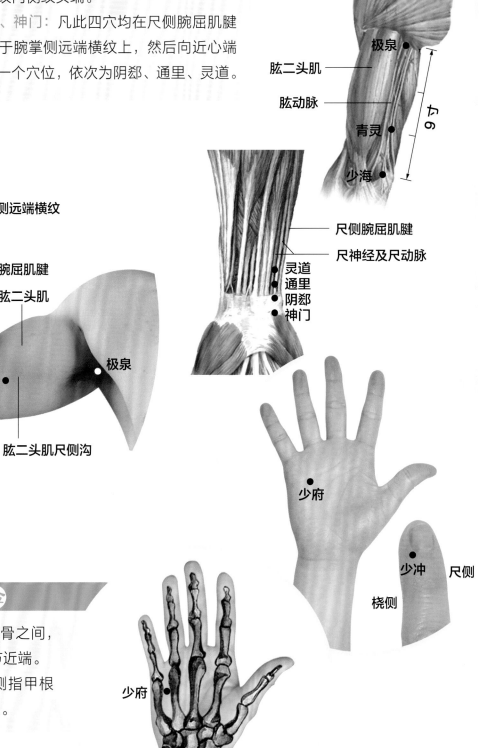

杨甲三 经验

极泉：在腋窝顶点正中央，腋动脉搏动处。

青灵：肘横纹上 3 寸，肱二头肌的尺侧沟中。

少海：屈肘，肘横纹内侧纹头端。

灵道、通里、阴郄、神门：凡此四穴均在尺侧腕屈肌腱
的桡侧缘，神门位于腕掌侧远端横纹上，然后向近心端
方向，每隔 0.5 寸一个穴位，依次为阴郄、通里、灵道。

杨甲三 经验

少府：第 4、5 掌骨之间，
横平第 5 掌指关节近端。

少冲：在小指桡侧指甲根
角侧上方 0.1 寸处。

# 病 案 举 例

## 心悸案

患者孙某，女，59岁。

主诉：发作性心悸、憋闷3年，加重1天。

患者3年来，每于劳累及情绪波动时出现心悸、憋闷，可自行缓解。西医诊断为冠心病。1天前因收拾房间出现心悸、憋闷加重，经口服硝酸甘油等略缓解，伴气短乏力，舌质黯，苔薄黄，脉弦细。

诊断：心悸。

治法：宽胸理气，安神定悸。

穴位处方：极泉，内关，神门，膻中。

先用拇指弹拨左极泉10~20下，患者即刻感心悸、憋闷减轻，神清气爽。内关直刺，毫针平补平泻，神门浅刺0.2寸，膻中向下平刺0.5寸。共治疗3次，心悸、憋闷消失。

按语：极泉属手少阴心经，宽胸理气，通经活络，弹拨极泉穴对心脏有很好的保健和治疗作用，可预防和改善心悸、胸闷等症状。具体操作方法为：以左侧为例，施术者站于患者前方，施术者右手拖住患者肘部使左上肢稍外展，暴露极泉穴，左手拇指按于极泉穴，可触及条索状物，以拇指指腹一前一后地来回弹拨，弹拨时会有电麻感传至上肢，弹拨的力度应柔和，忌用暴力。内关穴属手厥阴心包经，用之可畅达心肺气机，神门穴可安神定悸，膻中穴宽胸理气，畅达气机。

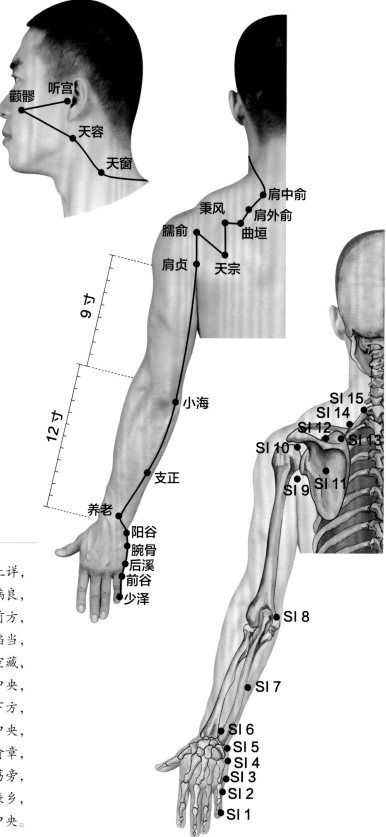

手太阳小肠经

听宫
颧髎
天容
天窗

肩中俞
秉风
肩外俞
臑俞
曲垣
肩贞
天宗

6寸

12寸

小海

支正

养老
阳谷
腕骨
后溪
前谷
少泽

SI 15
SI 14
SI 12
SI 10
SI 13
SI 9
SI 11

SI 8

SI 7

SI 6
SI 5
SI 4
SI 3
SI 2
SI 1

经穴歌诀

SI 十九手小肠，少泽听宫起止详，
头项耳目热神志，痒疮痛肿液病良，
少泽小指内甲角，前谷泽后节前方，
后溪握拳节后取，腕骨腕前骨陷当，
阳谷三角骨后取，养老转手髁空藏，
支正腕后上五寸，小海二骨之中央，
肩贞纹头上一寸，臑俞贞上骨下方，
天宗冈下窝中取，秉风冈上窝中央，
曲垣胛冈内上缘，陶道旁三外俞章，
大椎旁二中俞穴，天窗扶后大筋旁，
天容耳下曲颊后，颧髎颧骨下廉乡，
听宫之穴归何处，耳屏中前陷中央。

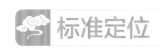 

| 穴位名称 | 定 位 | 功 效 |
|---|---|---|
| 少泽 SI 1<br>Shào zé | 在手指，小指末节尺侧，距指甲根角侧上方 0.1 寸（指寸） | 清热通乳，散瘀利窍 |
| 前谷 SI 2<br>Qián gǔ | 在手指，第 5 掌指关节尺侧远端赤白肉际凹陷中 | 疏风散热，清头明目，通经活络 |
| 后溪 SI 3<br>Hòu xī | 在手内侧，第 5 掌指关节尺侧近端赤白肉际凹陷中 | 清头明目，安神定志，通经活络 |
| 腕骨 SI 4<br>Wàn gǔ | 在腕区，第 5 掌骨基底与三角骨之间的赤白肉际凹陷中 | 利湿退黄，通窍活络，增液生津 |
| 阳谷 SI 5<br>Yáng gǔ | 在腕后区，尺骨茎突与三角骨之间的凹陷中 | 清心明目，镇惊聪耳 |
| 养老 SI 6<br>Yǎng lǎo | 在前臂后区，腕背横纹上 1 寸，尺骨头桡侧凹陷中 | 明目清热，舒筋活络 |
| 支正 SI 7<br>Zhī zhèng | 在前臂后区，腕背侧远端横纹上 5 寸，尺骨尺侧与尺侧腕屈肌之间 | 清热解毒，安神定志，通经活络 |
| 小海 SI 8<br>Xiǎo hǎi | 在肘后区，尺骨鹰嘴与肱骨内上髁之间凹陷中 | 清热祛风，宁神定志 |
| 肩贞 SI 9<br>Jiān zhēn | 在肩胛区，肩关节后下方，腋后纹头直上 1 寸 | 清热止痛，通络聪耳 |
| 臑俞 SI 10<br>Nào shù | 在肩胛区，腋后纹头直上，肩胛冈下缘凹陷中 | 舒筋活络，消肿化痰 |
| 天宗 SI 11<br>Tiān zōng | 在肩胛区，肩胛冈中点与肩胛骨下角连线上 1/3 与 2/3 交点凹陷中 | 通经活络，理气消肿 |
| 秉风 SI 12<br>Bǐng fēng | 在肩胛区，肩胛冈中点上方冈上窝中 | 疏风活络，止咳化痰 |
| 曲垣 SI 13<br>Qū yuán | 在肩胛区，肩胛冈内侧端上缘凹陷中 | 舒筋活络，散风止痛 |
| 肩外俞 SI 14<br>Jiān wài shù | 在脊柱区，第 1 胸椎棘突下，后正中线旁开 3 寸 | 舒筋活络，散风止痛 |
| 肩中俞 SI 15<br>Jiān zhōng shù | 在脊柱区，第 7 颈椎棘突下，后正中线旁开 2 寸 | 宣肺解表，活络止痛 |
| 天窗 SI 16<br>Tiān chuāng | 在颈部，横平喉结，胸锁乳突肌的后缘 | 利咽聪耳，祛风定志 |
| 天容 SI 17<br>Tiān róng | 在颈部，下颌角后方，胸锁乳突肌的前缘凹陷中 | 聪耳利咽，清热降逆 |

| 穴位名称 | 定 位 | 功 效 |
|---|---|---|
| **颧髎 SI 18**<br>Quán liáo | 在面部，颧骨下缘，目外眦直下凹陷中 | 清热消肿，祛风通络 |
| **听宫 SI 19**<br>Tīng gōng | 在面部，耳屏正中与下颌骨髁突之间的凹陷中 | 宣开耳窍，宁神定志 |

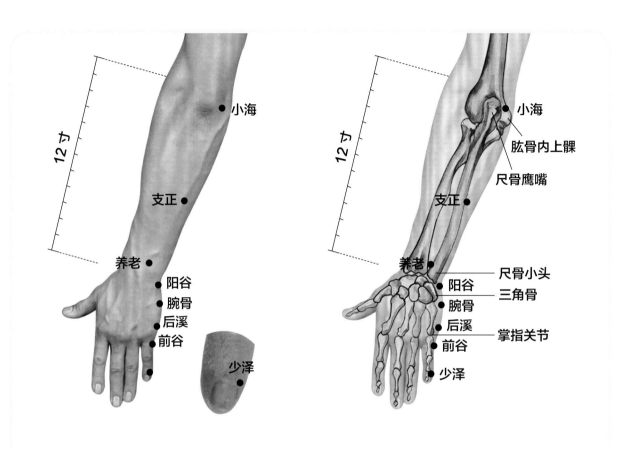

杨甲三 经 验

少泽：在小指尺侧指甲根角侧上方 0.1 寸处。

前谷和后溪：分别在第 5 掌指关节尺侧的前后凹陷中。

腕骨和阳谷：分别在腕部三角骨的前后凹陷中。

养老：在尺骨小头桡侧的骨缝中，屈肘掌心向胸，转手骨开处。

支正：在阳谷穴上 5 寸，尺骨尺侧与尺侧腕屈肌之间。

小海：在尺骨鹰嘴和肱骨内上髁之间。

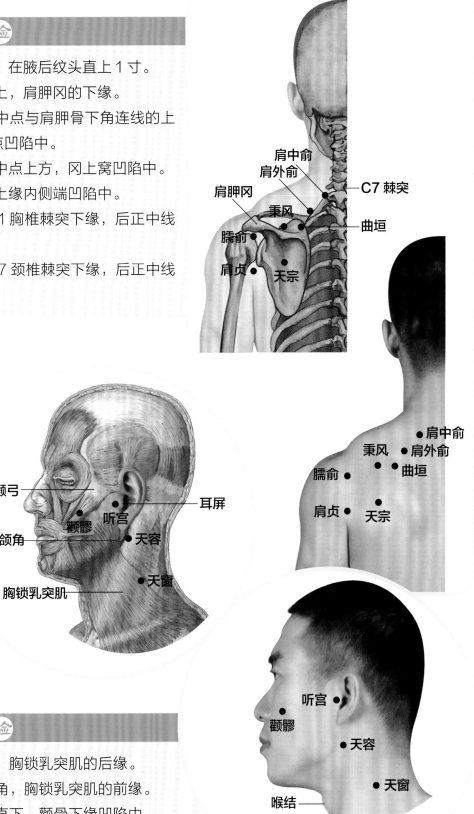

杨甲三经验

肩贞：上臂内收，在腋后纹头直上 1 寸。

臑俞：肩贞穴直上，肩胛冈的下缘。

天宗：在肩胛冈中点与肩胛骨下角连线的上 1/3 与下 2/3 交点凹陷中。

秉风：在肩胛冈中点上方，冈上窝凹陷中。

曲垣：在肩胛冈上缘内侧端凹陷中。

肩外俞：横平第 1 胸椎棘突下缘，后正中线旁开 3 寸。

肩中俞：横平第 7 颈椎棘突下缘，后正中线旁开 2 寸。

肩中俞
肩外俞
C7 棘突
肩胛冈
秉风
曲垣
臑俞
肩贞
天宗

颧弓
耳屏
颧髎
听宫
下颌角
天容
胸锁乳突肌
天窗

肩中俞
秉风　肩外俞
臑俞　曲垣
肩贞　天宗

听宫
颧髎
天容
喉结
胸锁乳突肌
天窗

杨甲三经验

天窗：横平结喉，胸锁乳突肌的后缘。

天容：横平下颌角，胸锁乳突肌的前缘。

颧髎：在目外眦直下，颧骨下缘凹陷中。

听宫：微张口，耳屏与下颌骨髁突之间的凹陷中。

# 病案举例

## 产后乳少案

患者赵某，女，27 岁。

主诉：产后乳少 1 个月余。

患者 1 个月前顺产，产后乳汁分泌少，乳汁清稀，不能满足婴儿需要，需加用奶粉。无特殊不适，舌红，苔薄白，脉濡细。

诊断：产后乳少。

治法：益气养血，通乳。

穴位处方：少泽，膻中，足三里。

少泽浅刺 0.1 寸，膻中向下平刺 0.5 寸，足三里直刺 1 寸，补法。并嘱每日掐揉少泽穴 5～10 分钟，以手掌大鱼际推擦膻中 5～10 分钟。前后治疗 2 周，乳汁分泌较前明显增加，基本满足哺乳需要。

按语：少泽为手太阳小肠经井穴，是临床治疗产后乳少的经验效穴，临床应用效果佳。膻中位于局部，是宽胸理气、畅达胸膈气机的重要穴位，足三里健脾益气，以益乳汁之化源。

## 耳鸣案

患者杨某某，男，39 岁。

主诉：双耳耳鸣 5 年余，加重 1 个月。

患者 5 年前无明显诱因出现双侧耳鸣，为"嗡嗡"样杂音，呈持续性，安静或劳累后加重，耳鼻喉科检查未见明显异常，诊断为感音神经性耳鸣，经静脉点滴前列地尔注射液后症状好转，1 个月前因加班劳累出现耳鸣加重，呈持续性"嗡嗡"样杂音，声响较大，影响日常工作生活，伴头晕、失眠、腰膝酸软，舌红，苔薄黄，脉细弱。

诊断：耳鸣——肝肾亏虚。

治法：补益肝肾，填精聪耳。

穴位处方：听宫，翳风，风池，天柱，肝俞，肾俞，太溪。

听宫张口取穴，直刺 0.5～0.8 寸，翳风、风池、天柱常规针刺，均采用毫针平补平泻法。肝俞、肾俞、太溪采用毫针补法，针刺治疗隔日 1 次。并嘱患者每日点揉听宫穴 3～5 分钟，然后以示、中二指分别置于耳郭前后，上下推擦耳周穴位 3～5 分钟，以局部发红、发热为度。前后治疗 2 个月，耳鸣基本消失。

按语：耳鸣是一种常见的耳部疾病，常反复发作，缠绵难愈，给患者工作生活造成极大困扰，病程长者可致听力下降。针灸治疗耳鸣安全、无副作用，效果满意。听宫为手太阳小肠经穴位，位于耳前方，是治疗耳部疾病的重要穴位，翳风、风池位于耳后，可疏通耳部经气，天柱可改善耳部供血。肾开窍于耳，肝肾同源，取肝俞、肾俞、太溪可补肾填精，聪耳利窍。

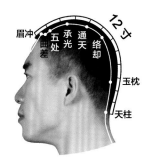

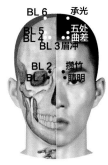

## 经穴歌诀

BL六十七膀胱经，起于睛明至阴终，
脏腑头面筋痔腰，热病神志身后凭，
内眦上外是睛明，眉头陷中攒竹取，
眉冲直上旁神庭，曲差庭旁一寸半，
五处直后上星平，承光通天络却穴，
后行俱是寸半程，玉枕脑户旁寸三，
天柱筋外发际凭，再下脊旁寸半寻，
第一大杼二风门，三椎肺俞四厥阴，
心五督六膈俞七，九肝十胆仔细分，
十一脾俞十二胃，十三三焦十四肾，
气海十五大肠六，七八关元小肠俞，
十九膀胱廿中膂，廿一椎旁白环俞，
上次中下四髎穴，骶骨两旁骨陷中，
尾骨之旁会阳穴，承扶臀下横纹中，
殷门扶下六寸当，浮郄委阳上一寸，
委阳腘窝外筋旁，委中腘窝纹中央，
第二侧线再细详，以下挟脊开三寸，
二三附分魄户当，四椎膏肓神堂五，
六七谚谑膈关藏，第九魂门阳纲十，
十一意舍二胃仓，十三肓门四志室，
十九胞肓廿一秩边，小腿各穴牢牢记，
纹下二寸寻合阳，承筋合阳承山间，
承山腨下分肉藏，飞扬外踝上七寸，
跗阳踝上三寸良，昆仑外踝跟腱间，
仆参跟骨外下方，踝下五分申脉穴，
踝前骸陷金门乡，大骨外下寻京骨，
关节之后束骨良，通谷节前陷中好，
至阴小趾外甲角，六十七穴分三段，
头及后背两侧线，下肢后侧次第找。

1. 小肠俞 (BL 27)
2. 膀胱俞 (BL 28)
3. 中膂俞 (BL 29)
4. 白环俞 (BL 30)
5. 上髎 (BL 31)
6. 次髎 (BL 32)
7. 中髎 (BL 33)
8. 下髎 (BL 34)

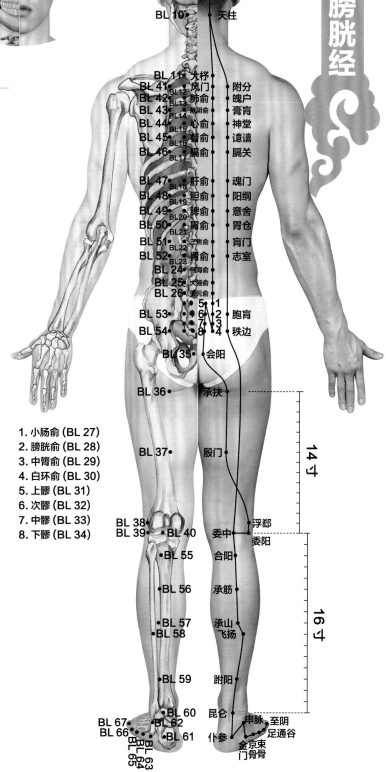

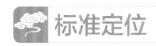

| 穴位名称 | 定 位 | 功 效 |
|---|---|---|
| 睛明 BL 1<br>Jīng míng | 在面部，目内眦内上方眶内侧壁凹陷中 | 明目退翳，祛风清热 |
| 攒竹 BL 2<br>Cuán zhú | 在面部，眉头凹陷中，额切迹处 | 清热散风，活络明目 |
| 眉冲 BL 3<br>Méi chōng | 在头部，额切际直上入发际 0.5 寸 | 明目安神，祛风通络 |
| 曲差 BL 4<br>Qū chā | 在头部，前发际正中直上 0.5 寸，旁开 1.5 寸 | 清头明目，通窍安神 |
| 五处 BL 5<br>Wǔ chù | 在头部，前发际正中直上 1.0 寸，旁开 1.5 寸 | 清头明目，泄热息风 |
| 承光 BL 6<br>Chéng guāng | 在头部，前发际正中直上 2.5 寸，旁开 1.5 寸 | 清热散风，明目通窍 |
| 通天 BL 7<br>Tōng tiān | 在头部，前发际正中直上 4.0 寸，旁开 1.5 寸 | 宣肺利鼻，散风清热 |
| 络却 BL 8<br>Luò què | 在头部，前发际正中直上 5.5 寸，旁开 1.5 寸 | 祛风清热，明目通窍 |
| 玉枕 BL 9<br>Yù zhěn | 在头部，后发际正中直上 2.5 寸，旁开 1.3 寸 | 开窍明目，通经活络 |
| 天柱 BL 10<br>Tiān zhù | 在颈后区，横平第 2 颈椎棘突上际，斜方肌外缘凹陷中 | 强筋骨，安神志，清头目 |
| 大杼 BL 11<br>Dà zhù | 在脊柱区，第 1 胸椎棘突下，后正中线旁开 1.5 寸 | 清热散风，强健筋骨 |
| 风门 BL 12<br>Fēng mén | 在脊柱区，第 2 胸椎棘突下，后正中线旁开 1.5 寸 | 益气固表，祛风解表，<br>泄胸中热 |
| 肺俞 BL 13<br>Fèi shù | 在脊柱区，第 3 胸椎棘突下，后正中线旁开 1.5 寸 | 清热解表，宣理肺气 |
| 厥阴俞 BL 14<br>Jué yīn shù | 在脊柱区，第 4 胸椎棘突下，后正中线旁开 1.5 寸 | 活血理气，清心宁志 |
| 心俞 BL 15<br>Xīn shù | 在脊柱区，第 5 胸椎棘突下，后正中线旁开 1.5 寸 | 调气血，通心络，宁心神 |
| 督俞 BL 16<br>Dū shù | 在脊柱区，第 6 胸椎棘突下，后正中线旁开 1.5 寸 | 理气活血，强心通脉 |
| 膈俞 BL 17<br>Gé shù | 在脊柱区，第 7 胸椎棘突下，后正中线旁开 1.5 寸 | 理气降逆，活血通脉 |
| 肝俞 BL 18<br>Gān shù | 在脊柱区，第 9 胸椎棘突下，后正中线旁开 1.5 寸 | 疏肝理气，利胆解郁 |

| 穴位名称 | 定 位 | 功 效 |
|---|---|---|
| 胆俞 BL 19<br>Dǎn shù | 在脊柱区，第10胸椎棘突下，后正中线旁开1.5寸 | 疏肝利胆，养阴清热，<br>和胃降逆 |
| 脾俞 BL 20<br>Pí shù | 在脊柱区，第11胸椎棘突下，后正中线旁开1.5寸 | 健脾统血，和胃益气 |
| 胃俞 BL 21<br>Wèi shù | 在脊柱区，第12胸椎棘突下，后正中线旁开1.5寸 | 和胃健脾，消食利湿 |
| 三焦俞 BL 22<br>Sān jiāo shù | 在脊柱区，第1腰椎棘突下，后正中线旁开1.5寸 | 调三焦，利水道，<br>益元气，强腰膝 |
| 肾俞 BL 23<br>Shèn shù | 在脊柱区，第2腰椎棘突下，后正中线旁开1.5寸 | 益肾强腰，壮阳利水，<br>明目聪耳 |
| 气海俞 BL 24<br>Qì hǎi shù | 在脊柱区，第3腰椎棘突下，后正中线旁开1.5寸 | 补肾壮阳，行气活血 |
| 大肠俞 BL 25<br>Dà cháng shù | 在脊柱区，第4腰椎棘突下，后正中线旁开1.5寸 | 疏调肠胃，理气化滞 |
| 关元俞 BL 26<br>Guān yuán shù | 在脊柱区，第5腰椎棘突下，后正中线旁开1.5寸 | 培元固本，调理下焦 |
| 小肠俞 BL 27<br>Xiǎo cháng shù | 在骶区，横平第1骶后孔，骶正中嵴旁1.5寸 | 清热利湿，通调二便 |
| 膀胱俞 BL 28<br>Páng guāng shù | 在骶区，横平第2骶后孔，骶正中嵴旁1.5寸 | 清热利尿，培补下元 |
| 中膂俞 BL 29<br>Zhōng lǚ shù | 在骶区，横平第3骶后孔，骶正中嵴旁1.5寸 | 温阳理气，清热散寒 |
| 白环俞 BL 30<br>Bái huán shù | 在骶区，横平第4骶后孔，骶正中嵴旁1.5寸 | 调理下焦，温经活络 |
| 上髎 BL 31<br>Shàng liáo | 在骶区，正对第1骶后孔中 | 补益下焦，清热利湿 |
| 次髎 BL 32<br>Cì liáo | 在骶区，正对第2骶后孔中 | 补益下焦，清热利湿 |
| 中髎 BL 33<br>Zhōng liáo | 在骶区，正对第3骶后孔中 | 补益下焦，清热利湿 |
| 下髎 BL 34<br>Xià liáo | 在骶区，正对第4骶后孔中 | 补益下焦，清热利湿 |
| 会阳 BL 35<br>Huì yáng | 在骶区，尾骨端旁开0.5寸 | 清热利湿，理气升阳 |
| 承扶 BL 36<br>Chéng fú | 在股后区，臀沟的中点 | 舒筋活络，通调二便 |
| 殷门 BL 37<br>Yīn mén | 在股后区，臀沟下6寸，股二头肌与半腱肌之间 | 舒筋通络，强健腰腿 |
| 浮郄 BL 38<br>Fú xì | 在膝后区，腘横纹上1寸，股二头肌腱内侧缘 | 通经活络，舒筋利节 |

| 穴位名称 | 定 位 | 功 效 |
|---|---|---|
| 委阳 BL 39<br>Wěi yáng | 在膝部，腘横纹上，当股二头肌腱内侧缘 | 通利三焦，舒筋通络 |
| 委中 BL 40<br>Wěi zhōng | 在膝后区，腘横纹中点 | 清暑泄热，凉血解毒，<br>醒脑安神，舒筋活络 |
| 附分 BL 41<br>Fù fēn | 在脊柱区，第2胸椎棘突下，后正中线旁开3寸 | 祛风散邪，疏通经络 |
| 魄户 BL 42<br>Pò hù | 在脊柱区，第3胸椎棘突下，后正中线旁开3寸 | 补肺滋阴，下气降逆 |
| 膏肓 BL 43<br>Gāo huāng | 在脊柱区，第4胸椎棘突下，后正中线旁开3寸 | 补虚益损，调理肺气 |
| 神堂 BL 44<br>Shén táng | 在脊柱区，第5胸椎棘突下，后正中线旁开3寸 | 宁心安神，活血通络 |
| 谚语 BL 45<br>Yì xǐ | 在脊柱区，第6胸椎棘突下，后正中线旁开3寸 | 止咳平喘，通窍活络 |
| 膈关 BL 46<br>Gé guān | 在脊柱区，第7胸椎棘突下，后正中线旁开3寸 | 理气宽胸，和胃降逆 |
| 魂门 BL 47<br>Hún mén | 在脊柱区，第9胸椎棘突下，后正中线旁开3寸 | 疏肝理气，健脾和胃 |
| 阳纲 BL 48<br>Yáng gāng | 在脊柱区，第10胸椎棘突下，后正中线旁开3寸 | 清热利胆，和中化滞 |
| 意舍 BL 49<br>Yì shè | 在脊柱区，第11胸椎棘突下，后正中线旁开3寸 | 健脾和胃，清热利湿 |
| 胃仓 BL 50<br>Wèi cāng | 在脊柱区，第12胸椎棘突下，后正中线旁开3寸 | 健脾和胃，消积导滞 |
| 肓门 BL 51<br>Huāng mén | 在腰区，第1腰椎棘突下，后正中线旁开3寸 | 调理肠胃，化滞消痞 |
| 志室 BL 52<br>Zhì shì | 在腰区，第2腰椎棘突下，后正中线旁开3寸 | 补肾益精，调经止带，<br>利湿通淋，强壮腰膝 |
| 胞肓 BL 53<br>Bāo huāng | 在骶区，横平第2骶后孔，骶正中嵴旁开3寸 | 补肾壮腰，舒筋活络 |
| 秩边 BL 54<br>Zhì biān | 在骶区，横平第4骶后孔，骶正中嵴旁开3寸 | 舒筋通络，强健腰膝，<br>疏调下焦 |
| 合阳 BL 55<br>Hé yáng | 在小腿后区，腘横纹下2寸，腓肠肌内、外侧头之间 | 活血调经，舒筋通络，<br>强健腰膝 |
| 承筋 BL 56<br>Chéng jīn | 小腿后区，腘横纹下5寸，腓肠肌两肌腹之间 | 舒筋通络，强健腰膝，<br>通调大肠 |
| 承山 BL 57<br>Chéng shān | 在小腿后区，腓肠肌两肌腹与肌腱交角处 | 舒筋活络，调理肠腑 |

| 穴位名称 | 定 位 | 功 效 |
|---|---|---|
| 飞扬 BL 58<br>Fēi yáng | 在小腿后区，昆仑（BL 60）直上 7 寸，腓肠肌外下缘与跟腱移行处 | 舒筋活络，清热消肿 |
| 跗阳 BL 59<br>Fū yáng | 在小腿后区，昆仑（BL 60）直上 3 寸，腓骨与跟腱之间 | 通经活络，清热散风 |
| 昆仑 BL 60<br>Kūn lún | 在踝区，外踝尖与跟腱之间的凹陷中 | 舒筋活络，清头明目 |
| 仆参 BL 61<br>Pú cān | 在跟区，昆仑（BL 60）直下，跟骨外侧，赤白肉际处 | 舒筋骨，利腰腿 |
| 申脉 BL 62<br>Shēn mài | 在踝区，外踝尖直下，外踝下缘与跟骨之间凹陷中 | 活血理气，宁志安神 |
| 金门 BL 63<br>Jīn mén | 在足背，外踝前缘直下，第 5 跖骨粗隆后方，骰骨下缘凹陷中 | 通经活络，清脑安神 |
| 京骨 BL 64<br>Jīng gǔ | 在跖区，第 5 跖骨粗隆前下方，赤白肉际处 | 清热散风，宁心安神 |
| 束骨 BL 65<br>Shù gǔ | 在跖区，第 5 跖趾关节的近端，赤白肉际处 | 通经活络，清热散风 |
| 足通谷 BL 66<br>Zú tōng gǔ | 在足趾，第 5 跖趾关节的远端，赤白肉际处 | 疏通经气，安神益智 |
| 至阴 BL 67<br>Zhì yīn | 在足趾，小趾末节外侧，趾甲根角侧后方 0.1 寸（指寸） | 活血理气，正胎催产，清头明目 |

**经典配穴**

天柱配束骨，治疗痉病项强。

肺俞配太渊，治疗气虚喘咳。

肾俞配太溪，治疗遗精、滑泄。

心俞配神门，治疗心悸怔忡。

肝俞配太冲，治疗肝郁气滞。

脾俞配太白，治疗泄泻、完谷不化。

后溪配申脉，治疗目内眦、颈项、耳、肩膊、腰背疾患。

委中配肾俞，治疗腰腿疼痛。

肺俞配风门、膻中，治疗肺脏疾患。

肾俞、关元、气海，治疗肾脏疾患。

胃俞配中脘，治疗胃部疾患。

至阴配肾俞，治疗胎位不正。

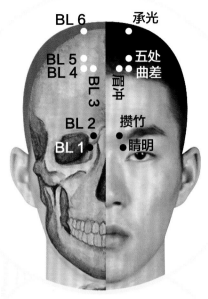

晴明：在目内眦内上方与眶内侧壁之间的凹陷中。

攒竹：在眉毛内侧端凹陷中。

眉冲：攒竹直上，入发际 0.5 寸处。

曲差、五处、承光、通天、络却：凡此五穴均在
头正中线旁开 1.5 寸，曲差在前发际直上 0.5 寸，
五处在前发际直上 1 寸，承光在前发际直上 2.5 寸，
通天在前发际直上 4 寸，络却在前发际直上 5.5 寸。

玉枕：横平枕外粗隆上缘，头正中线旁开 1.3 寸。

天柱：后发际直上 0.5 寸，头正中线旁开 1.3 寸。

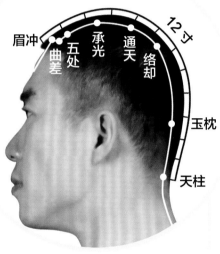

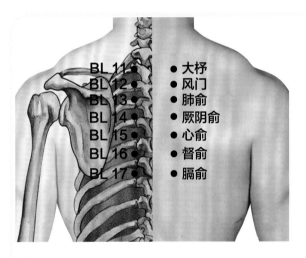

大杼、风门、肺俞、厥阴俞、心俞、督俞、膈俞、
肝俞、胆俞、脾俞、胃俞、三焦俞、肾俞、气
海俞、大肠俞、关元俞、小肠俞、膀胱俞、中
膂俞、白环俞：凡此二十穴均在膀胱经背部第
一侧线上，即后正中线旁开 1.5 寸，大杼、风
门、肺俞、厥阴俞、心俞、督俞、膈俞分别横
平第 1 到第 7 胸椎棘突下缘，肝俞、胆俞、脾
俞、胃俞分别横平第 9 到第 12 胸椎棘突下缘，
三焦俞、肾俞、气海俞、大肠俞、关元俞分别
横平第 1 到第 5 腰椎棘突下缘，小肠俞、膀胱俞、
中膂俞、白环俞分别横平第 1 到第 4 骶后孔。

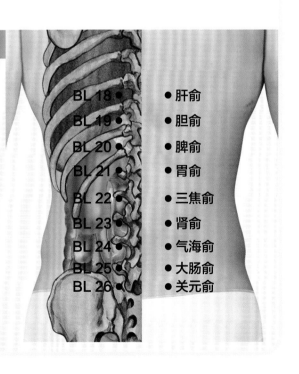

上髎、次髎、中髎、下髎：分别位于第 1 到第 4 骶后孔中。其中第 1 骶后孔约位于髂后上棘与后正中线之间。

会阳：在尾骨端旁开后正中线 0.5 寸。

附分、魄户、膏肓、神堂、谚谵、膈关、魂门、阳纲、意舍、胃仓、肓门、志室、胞肓、秩边：凡此十四穴均在膀胱经背部第二侧线上，即后正中线旁开 3 寸，附分、魄户、膏肓、神堂、谚谵、膈关分别横平第 2 到第 7 胸椎棘突下缘，魂门、阳纲、意舍、胃仓分别横平第 9 到第 12 胸椎棘突下缘，肓门、志室分别横平第 1、第 2 腰椎棘突下缘，胞肓、秩边分别横平第 2、第 4 骶后孔。

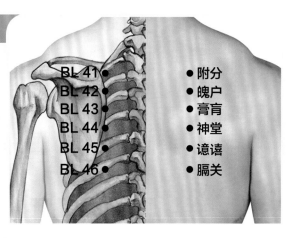

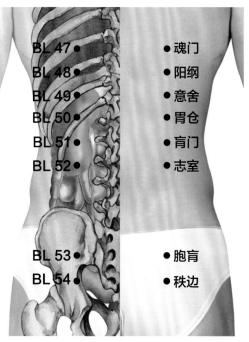

BL 41 ● ● 附分
BL 42 ● ● 魄户
BL 43 ● ● 膏肓
BL 44 ● ● 神堂
BL 45 ● ● 谚谵
BL 46 ● ● 膈关

BL 47 ● ● 魂门
BL 48 ● ● 阳纲
BL 49 ● ● 意舍
BL 50 ● ● 胃仓
BL 51 ● ● 肓门
BL 52 ● ● 志室

BL 53 ● ● 胞肓
BL 54 ● ● 秩边

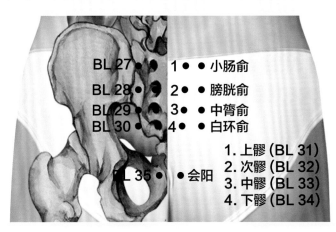

BL 27 ● ● 1 ● ● 小肠俞
BL 28 ● ● 2 ● ● 膀胱俞
BL 29 ● ● 3 ● ● 中膂俞
BL 30 ● ● 4 ● ● 白环俞

BL 35 ● ● 会阳

1. 上髎 (BL 31)
2. 次髎 (BL 32)
3. 中髎 (BL 33)
4. 下髎 (BL 34)

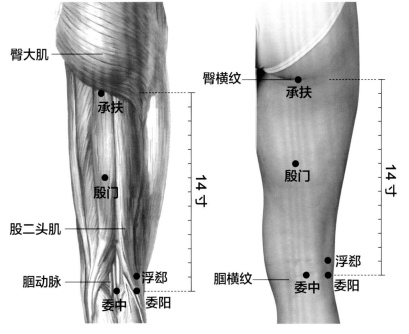

臀大肌
承扶
股二头肌
腘动脉
委中
浮郄
委阳
14 寸

臀横纹
承扶
殷门
腘横纹
委中
浮郄
委阳
14 寸

承扶：在臀横纹中点。

殷门：在承扶下 6 寸，大腿后侧正中。

浮郄、委阳：此二穴均在股二头肌腱内侧。委阳横平委中，浮郄在委阳上 1 寸。

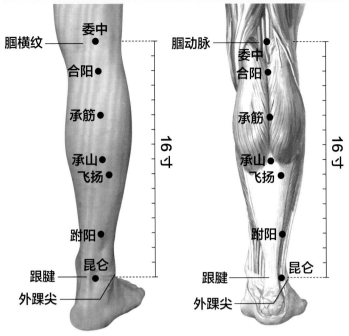

委中：在腘横纹中点。

合阳、承筋、承山、飞扬：凡此四穴均在小腿后侧，合阳在委中下2寸，腓肠肌内外侧头之间的凹陷中，承山在腓肠肌两肌腹与肌腱交角处凹陷中，承筋位于合阳与承山连线的中点。飞扬在承山斜下1寸。

跗阳：在昆仑直上3寸，腓骨与跟腱之间。

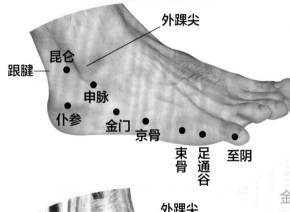

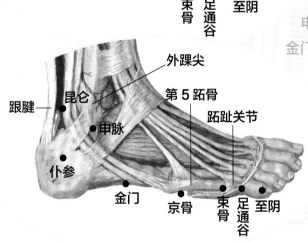

昆仑：在外踝尖与跟腱之间的凹陷中。

仆参：在昆仑直下，跟骨外侧赤白肉际处。

申脉：在外踝尖直下凹陷中。

金门：在外踝前缘直下，骰骨下缘凹陷中。

京骨：在第5跖骨粗隆前下方赤白肉际处。

束骨：在第5跖趾关节近端赤白肉际处。

足通谷：在第5跖趾关节远端赤白肉际处。

至阴：在足小趾外侧趾甲根角侧上方0.1寸处。

## 病案举例

**颈痛案**

患者赵某，男，42岁。

主诉：颈肩部疼痛3年，加重2周。

患者3年前出现颈肩部疼痛，劳累后加重，休息后减轻，近2周因伏案工作时间久出现疼痛加重，现症见颈肩部疼痛，右侧为著，无上肢放射痛。颈椎 X 线片示：颈椎退变，曲度变直，多个椎体边缘增生变尖，椎间隙略变窄。查体：颈枕部、颈部两侧及肩胛内上角压痛明显，肌肉僵硬。

诊断：颈痛。

治法：疏调经筋，通络止痛。

穴位处方：天柱，风池，大杼，肩井，落枕，后溪，申脉。

天柱、风池、大杼、肩井、后溪、申脉均采用毫针平补平泻法，落枕采用毫针泻法，每次 20 分钟，隔日 1 次。并嘱患者每日点揉天柱、风池穴各 5～10 分钟，点揉双侧落枕穴 3～5 分钟，点揉落枕穴时配合颈部前屈、后伸、侧屈及旋转运动。2 周后患者症状消失。

按语：随着生活方式的改变，伏案工作时间增加以及移动终端设备的普及，颈肩疼痛成为了现代社会的"流行病"，发病率逐年升高，发病年龄也呈年轻化趋势，针灸对于预防和治疗颈肩疼痛有一定优势。天柱属足太阳膀胱经，可疏调颈部经筋；风池、大杼、肩井为局部取穴，可疏经通络，活血止痛；落枕为治疗颈肩部疼痛的经验效穴；后溪通督脉，申脉属足太阳膀胱经，二者为远端取穴，合用可疏通颈背部经气，通经止痛。

### 腰痛案

患者王某某，女，56 岁。

主诉：腰痛 10 余年，加重 1 个月。

患者 10 余年前因劳累出现腰部疼痛，受凉及劳累后加重，休息可减轻，1 个月前因搬抬重物出现腰部疼痛，不能弯腰，无下肢放射痛。经口服药物及休息，腰痛缓解不明显。腰椎 X 线片示：腰椎退变，曲度变直，L4/5、L5/S1 椎间隙变窄。

诊断：腰痛。

治法：舒筋通络，缓急止痛。

穴位处方：肾俞，大肠俞，腰阳关，委中，后溪。

上述穴位均采用毫针平补平泻法。

按语：肾俞、大肠俞、委中均属足太阳膀胱经，"腰为肾之府"，取肾俞可补肾填精，强健腰膝；大肠俞位于腰部，可舒筋通络；"腰背委中求"，委中为治疗腰背痛的经典选穴，通经活络止痛之功显著。腰阳关属督脉，后溪为八脉交会穴，通督脉，二穴合用可疏调腰部督脉经气。

### 胎位不正案

患者王某某，女，26 岁。

主诉：正常妊娠 30 周，B 超示胎臀位。

患者初次妊娠 30 周，查 B 超示胎臀位，无其他特殊不适。舌红，苔薄白，脉滑数。

诊断：胎位不正。

治法：调理经气，补肾正胎。

穴位处方：至阴，肾俞。

因患者妊娠晚期，不宜针刺。至阴穴采用艾条温和灸 10～15 分钟，拇指点揉肾俞穴 3～5 分钟，配合胸膝卧位 10～15 分钟，具体为孕妇松衣解带，跪伏于床上，保持臀高头低的姿势。上述治疗每日 1 次。1 周后复查 B 超示胎位正常。

按语：胎臀位是孕后期常见的胎位异常，如果不及时纠正，可造成难产。艾灸至阴穴对于胎位不正有很好的疗效，报道显示治疗胎臀位的有效率可达 80% 以上。肾俞为肾的背俞穴，可益肾填精，养胎正胎。

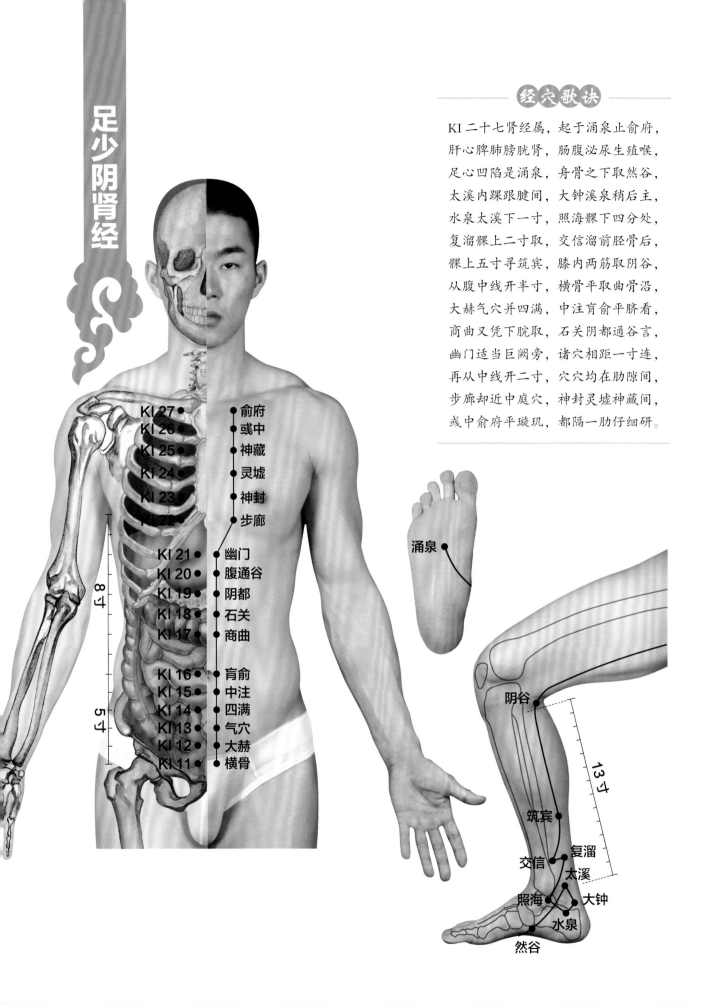

足少阴肾经

KI 二十七肾经属，起于涌泉止俞府，
肝心脾肺膀胱肾，肠腹泌尿生殖喉，
足心凹陷是涌泉，舟骨之下取然谷，
太溪内踝跟腱间，大钟溪泉稍后主，
水泉太溪下一寸，照海踝下四分处，
复溜踝上二寸取，交信溜前胫骨后，
踝上五寸寻筑宾，膝内两筋取阴谷，
从腹中线开半寸，横骨平取曲骨沿，
大赫气穴并四满，中注肓俞平脐看，
商曲又凭下脘取，石关阴都通谷言，
幽门适当巨阙旁，诸穴相距一寸连，
再从中线开二寸，穴穴均在肋隙间，
步廊却近中庭穴，神封灵墟神藏间，
或中俞府平璇玑，都隔一肋仔细研。

KI 27 俞府
KI 26 彧中
KI 25 神藏
KI 24 灵墟
KI 23 神封
KI 22 步廊

KI 21 幽门
KI 20 腹通谷
KI 19 阴都
KI 18 石关
KI 17 商曲

KI 16 肓俞
KI 15 中注
KI 14 四满
KI 13 气穴
KI 12 大赫
KI 11 横骨

8寸

5寸

涌泉

阴谷

13寸

筑宾
复溜
交信
太溪
照海
大钟
水泉
然谷

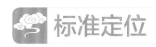 

| 穴位名称 | 定 位 | 功 效 |
|---|---|---|
| 涌泉 KI 1<br>Yǒng quán | 在足底，屈足卷趾时足心最凹陷处 | 滋阴益肾，平肝息风，醒脑开窍 |
| 然谷 KI 2<br>Rán gǔ | 在足内侧，足舟骨粗隆下方，赤白肉际处 | 滋阴补肾，清热利湿 |
| 太溪 KI 3<br>Tài xī | 在踝区，内踝尖与跟腱之间的凹陷中 | 滋阴益肾，温肾培元 |
| 大钟 KI 4<br>Dà zhōng | 在跟区，内踝后下方，跟骨上缘，跟腱附着部前缘凹陷中 | 利水消肿，益肾调经，清热安神 |
| 水泉 KI 5<br>Shuǐ quán | 在跟区，太溪（KI 3）直下1寸，跟骨结节内侧凹陷中 | 利水消肿，活血调经 |
| 照海 KI 6<br>Zhào hǎi | 在踝区，内踝尖下1寸，内踝下缘边际凹陷中 | 滋阴调经，息风止痉，利咽安神 |
| 复溜 KI 7<br>Fù liū | 在小腿内侧，内踝尖上2寸，跟腱的前缘 | 发汗解表，温阳利水 |
| 交信 KI 8<br>Jiāo xìn | 在小腿内侧，内踝尖上2寸，胫骨内侧缘后方凹陷中 | 益肾调经，清热利尿 |
| 筑宾 KI 9<br>Zhù bīn | 在小腿内侧，太溪（KI 3）直上5寸，比目鱼肌与跟腱之间 | 调补肝肾，清热利湿 |
| 阴谷 KI 10<br>Yīn gǔ | 在膝后区，腘横纹上，半腱肌腱外侧缘 | 益肾助阳，理气止痛 |
| 横骨 KI 11<br>Héng gǔ | 在下腹部，脐中下5寸，前正中线旁开0.5寸 | 涩精举阳，通利下焦 |
| 大赫 KI 12<br>Dà hè | 在下腹部，脐中下4寸，前正中线旁开0.5寸 | 涩精止带，调经止痛 |
| 气穴 KI 13<br>Qì xué | 在下腹部，脐中下3寸，前正中线旁开0.5寸 | 止泄泻，理下焦，调冲任，益肾气 |
| 四满 KI 14<br>Sì mǎn | 在下腹部，脐中下2寸，前正中线旁开0.5寸 | 理气健脾，调经止泻，清热利湿 |
| 中注 KI 15<br>Zhōng zhù | 在下腹部，脐中下1寸，前正中线旁开0.5寸 | 通便止泻，泄热调经，行气止痛 |
| 肓俞 KI 16<br>Huāng shù | 在腹中部，脐中旁开0.5寸 | 通便止泻，理气止痛 |
| 商曲 KI 17<br>Shāng qū | 在上腹部，脐中上2寸，前正中线旁开0.5寸 | 理气调肠，和中化湿 |

| 穴位名称 | 定位 | 功效 |
| --- | --- | --- |
| 石关 KI 18<br>Shí guān | 在上腹部，脐中上3寸，前正中线旁开0.5寸 | 滋阴清热，和中化滞 |
| 阴都 KI 19<br>Yīn dū | 在上腹部，脐中上4寸，前正中线旁开0.5寸 | 调肠胃，理气血 |
| 腹通谷 KI 20<br>Fù tōng gǔ | 在上腹部，脐中上5寸，前正中线旁开0.5寸 | 清心益肾，降逆止呕 |
| 幽门 KI 21<br>Yōu mén | 在上腹部，脐中上6寸，前正中线旁开0.5寸 | 调理肠胃，通乳消痈 |
| 步廊 KI 22<br>Bù láng | 在胸部，第5肋间隙，前正中线旁开2寸 | 止咳平喘，补肾纳气 |
| 神封 KI 23<br>Shén fēng | 在胸部，第4肋间隙，前正中线旁开2寸 | 通乳消痈，利气降逆，<br>止咳平喘 |
| 灵墟 KI 24<br>Líng xū | 在胸部，第3肋间隙，前正中线旁开2寸 | 宽胸理气，清热降逆 |
| 神藏 KI 25<br>Shén cáng | 在胸部，第2肋间隙，前正中线旁开2寸 | 止咳平喘，宽胸理气 |
| 彧中 KI 26<br>Yù zhōng | 在胸部，第1肋间隙，前正中线旁开2寸 | 止咳平喘，降逆止呕 |
| 俞府 KI 27<br>Shù fǔ | 在胸部，锁骨下缘，前正中线旁开2寸 | 止咳平喘，理气降逆 |

杨甲三 经验

横骨、大赫、气穴、四满、中注、肓俞、商曲、石关、阴都、腹通谷、幽门：凡此十一穴均在腹部，距前正中线0.5寸，横骨横平耻骨联合上缘，大赫横平脐中下4寸，气穴横平脐中下3寸，四满横平脐中下2寸，中注横平脐中下1寸，肓俞横平脐中，商曲横平脐上2寸，石关横平脐上3寸，阴都横平脐上4寸，腹通谷横平脐上5寸，幽门横平脐上6寸。

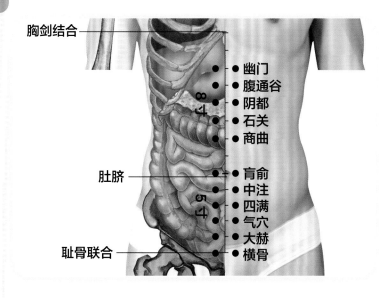

胸剑结合

幽门
腹通谷
阴都
石关
商曲

肚脐

肓俞
中注
四满
气穴
大赫
横骨

耻骨联合

涌泉：屈足卷趾，足底最凹陷处。
然谷：舟骨粗隆下赤白肉际处。
太溪：内踝尖与跟腱之间的凹陷中。
大钟：太溪后下方，跟腱附着部前缘。
水泉：太溪直下 1 寸。
照海：内踝尖直下凹陷中。
复溜：太溪上 2 寸，跟腱前缘。
交信：太溪上 2 寸，胫骨后缘。
筑宾：太溪上 5 寸，跟腱前缘。
阴谷：腘窝内侧，半膜肌腱与半腱肌腱之间。

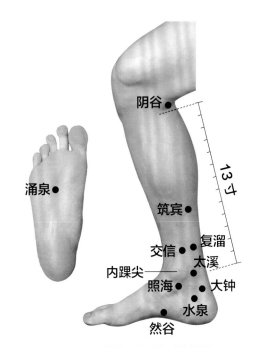

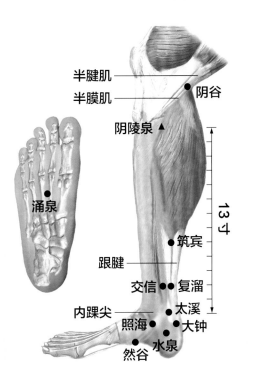

步廊、神封、灵墟、神藏、或中、俞府：凡此六穴均在胸部，距前正中线 2 寸，步廊在第 5 肋间隙，神封在第 4 肋间隙，灵墟在第 3 肋间隙，神藏在第 2 肋间隙，或中在第 1 肋间隙，俞府横平锁骨下缘。

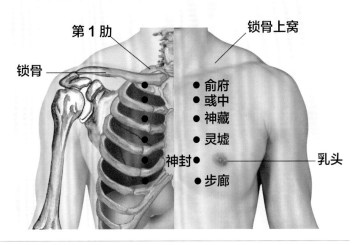

**经典配穴**

肾俞配太溪，治疗遗精、滑泄。

列缺配照海，治疗胸、咽喉、肺、膈、肝肾疾患。

复溜配合谷，治疗汗出异常。

或中配膻中，治疗胸闷、心悸。

涌泉配劳宫，治疗五心烦热。

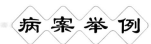

# 病案举例

## 遗精案

患者杨某某，男，23岁。

主诉：遗精3年余。

患者3年前开始出现梦中遗精，每周2～3次，近一年症状加重，几乎每日1次，伴头晕、腰膝酸软、神疲乏力、精神萎靡，舌红，苔薄黄，脉细数。

诊断：遗精——肾精亏损证。

治法：益肾填精，固精止遗。

穴位处方：太溪，涌泉，肾俞，三阴交，关元。

太溪、肾俞、三阴交采用毫针平补平泻法，每次20分钟，隔日1次。并嘱患者每日采用艾灸盒温灸关元穴30分钟，以手掌大鱼际推擦涌泉穴5～10分钟，以局部发红、发热为度。控制手淫次数，每月2～3次。1个月后患者遗精次数明显减少，前后治疗2个月余痊愈。

按语：遗精是青少年男性的常见病，多与手淫等不良习惯有关。治疗本病的关键在于帮助病人树立正确的性观念。针灸治疗可帮助患者改善症状，增强体质。太溪、涌泉属足少阴肾经，太溪为肾经原穴，配合肾的背俞穴肾俞可补肾填精，涌泉为肾经井穴，用之可滋阴补肾，固精止遗。三阴交调补三阴经。关元穴为元气封藏之所，灸之可培元固本，补肾填精。

## 围绝经期综合征案

患者胡某，女，51岁。

主诉：五心烦热、心悸、失眠3年余。

患者3年前出现手足心及胸前烦热，心悸，失眠，进行性加重，伴腰膝酸软、潮热、盗汗，舌红，苔少，脉数。

诊断：围绝经期综合征。

治法：滋补肝肾，清心除烦。

穴位处方：肝俞，肾俞，太溪，太冲，内关，神门，涌泉，劳宫。

上述穴位均采用毫针平补平泻法，留针20分钟，隔日1次。并嘱患者每日用拇指点揉双侧涌泉、劳宫穴各5～10分钟。

按语：围绝经期综合征是指妇女在绝经期前后出现的身体不适，以五心烦热、心悸、失眠等为主要症状。肝肾亏虚，肾水不能上济心火，心肾不交为其主要证候。肝俞、肾俞分别为肝、肾的背俞穴，太溪、太冲为肝经、肾经的原穴，二者配合可补益肝肾；内关、神门畅达胸膈，清心除烦；涌泉、劳宫位于足心和手心，是治疗五心烦热的常用穴位处方，可滋阴补肾，清心降火。

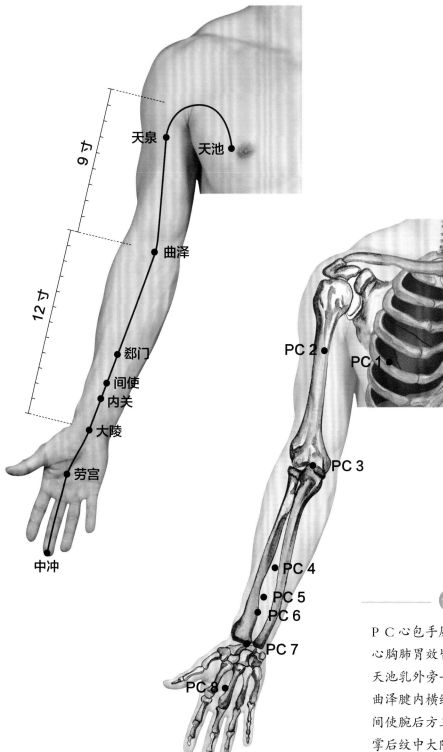

天泉　天池

9寸

曲泽

12寸

郄门
间使
内关
大陵
劳宫

中冲

PC 2　PC 1

PC 3

PC 4
PC 5
PC 6
PC 7
PC 8

PC 9

经穴歌诀

ＰＣ心包手厥阴，起于天池中冲尽，
心胸肺胃效皆好，诸痛疮疡亦可寻，
天池乳外旁一寸，天泉腋下二寸循，
曲泽腱内横纹上，郄门去腕五寸寻，
间使腕后方三寸，内关掌后二寸停，
掌后纹中大陵在，两条肌腱标准明，
劳宫屈指掌心取，中指末端是中冲。

| 穴位名称 | 定 位 | 功 效 |
|---|---|---|
| 天池 PC 1<br>Tiān chí | 在胸部，第4肋间隙，前正中线旁开5寸 | 活血化瘀，止咳平喘，<br>化痰散结 |
| 天泉 PC 2<br>Tiān quán | 在臂前区，腋前纹头下2寸，肱二头肌的长、短头之间 | 活血通脉，理气止痛 |
| 曲泽 PC 3<br>Qū zé | 在肘前区，肘横纹上，肱二头肌腱的尺侧缘凹陷中 | 清暑泻热，补益心气，<br>通经活络，清热解毒 |
| 郄门 PC 4<br>Xì mén | 在前臂前区，腕掌侧远端横纹上5寸，掌长肌腱与桡侧<br>腕屈肌腱之间 | 理气止痛，宁心安神，<br>清营止血 |
| 间使 PC 5<br>Jiān shǐ | 在前臂前区，腕掌侧远端横纹上3寸，掌长肌腱与桡侧<br>腕屈肌腱之间 | 截疟，安神，宽胸 |
| 内关 PC 6<br>Nèi guān | 在前臂前区，腕掌侧远端横纹上2寸，掌长肌腱与桡侧<br>腕屈肌腱之间 | 宁心安神，和胃降逆，<br>宽胸理气，镇静止痛 |
| 大陵 PC 7<br>Dà líng | 在腕前区，腕掌侧远端横纹中，掌长肌腱与桡侧腕屈<br>肌腱之间 | 清热宁心，宽胸和胃，<br>通经活血 |
| 劳宫 PC 8<br>Láo gōng | 在掌区，横平第3掌指关节近端，第2、3掌骨之间<br>偏于第3掌骨 | 解表除烦，清心泻热，<br>醒神开窍 |
| 中冲 PC 9<br>Zhōng chōng | 在手指，中指末端最高点 | 回阳救逆，醒神通络 |

杨甲三 经验

郄门、间使、内关、大陵：凡此四穴均位于掌长肌腱和桡侧腕屈肌腱之间，郄门位于腕掌侧远端横纹上5寸，间使位于腕掌侧远端横纹上3寸，内关位于腕掌侧远端横纹上2寸，大陵位于腕掌侧远端横纹上。

劳宫：第3掌骨桡侧缘，掌心横纹中。

中冲：中指尖端之中央。

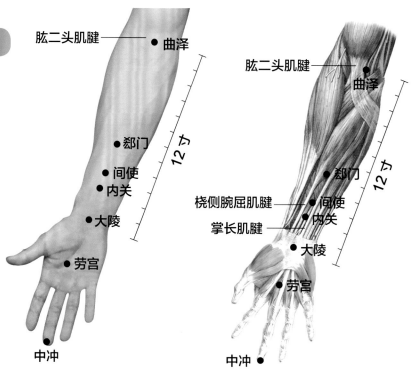

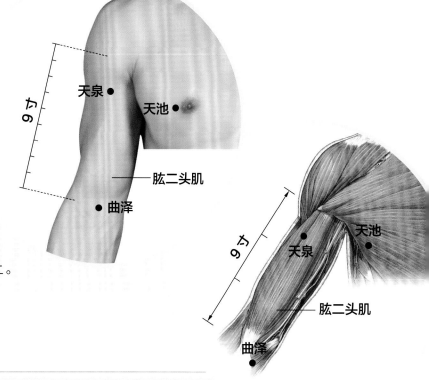

天池：在乳头外侧 1 寸，第 4 肋间隙。

天泉：腋前纹头下 2 寸，肱二头肌肌腹中。

曲泽：肱二头肌腱的尺侧，肘横纹上。

**经典配穴**

劳宫配涌泉，治疗五心烦热。

曲池透曲泽、小海，治疗外感热证和中风初期风阳上扰。

大陵透内关，治疗顽固性呃逆。

廉泉配中冲，治疗舌下肿痛。

内关配足三里，治疗各种胃病。

内关配公孙，治疗胸、心、肝、脾、胃疾患。

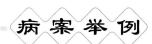

## 病案举例

**呃逆案**

患者褚某，男，67 岁。

主诉：呃逆 2 个月余。

患者 2 个月前进食生冷后出现呃逆，经西医药物治疗，未见明显改善。症见呃呃连声，声音洪亮有力，每分钟 8 ~ 10 次，伴口臭、胸膈满闷，二便可。舌红，苔黄，脉弦数。

诊断：呃逆。

治法：宽胸利膈，降逆止呃。

穴位处方：大陵透内关，中脘，足三里，膻中，天突，攒竹，翳风。

上述穴位均采用毫针平补平泻法。针刺前先以双手用力点揉攒竹、翳风穴 3 ~ 5 分钟，点揉过程中配合患者深呼吸并憋气。嘱患者多饮温开水。治疗 1 次后，患者即刻呃逆次数明显减少，共治疗 3 次，呃逆消失。

按语：呃逆是以胃失和降，胃气上冲动膈，喉间呃呃连声为特征的临床症状。针灸治疗效果满意。大陵、内关均属手厥阴心包经，用之可宽胸利膈，条畅气机，是治疗呃逆的效穴；中脘、足三里和胃降逆；膻中、天突理气宽胸、降逆止呃；攒竹、翳风为治疗呃逆的经验效穴。

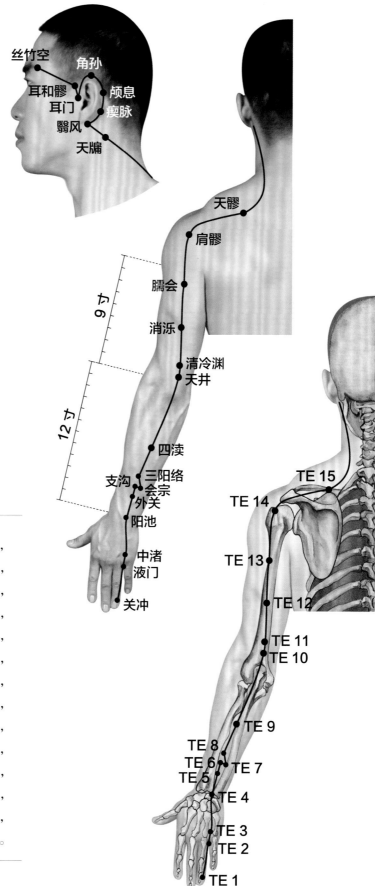

# 手少阳三焦经

TE 二三三焦经，起关冲止丝竹空，
头侧耳目热神志，腹胀水肿遗尿癃，
关冲无名指甲内，液门握拳指缝讨，
中渚液门上一寸，阳池腕表有陷凹，
腕上二寸取外关，支沟腕上三寸安，
会宗三寸尺骨缘，三阳络在四寸间，
肘下五寸寻四渎，肘上一寸天井见，
肘上二寸清冷渊，消泺渊腋正中间，
臑会三角肌后下，肩髎肩峰后下陷，
天髎肩井曲垣间，天牖平颌肌后缘，
乳突颌角取翳风，下 1 / 3 瘛脉现，
上 1 / 3 颅息取，角孙入发平耳尖，
耳门屏上切迹前，和髎耳根前指宽，
丝竹空在眉梢陷，三焦经穴至此全。

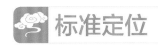 

| 穴位名称 | 定 位 | 功 效 |
|---|---|---|
| 关冲 TE 1<br>Guān chōng | 在手指，第 4 指末节尺侧，指甲根角侧上方 0.1 寸（指寸） | 清热解毒，醒神通窍，活血通络 |
| 液门 TE 2<br>Yè mén | 在手背，当第 4、5 指间，指蹼缘后方赤白肉际处 | 解表清热，通络止痛 |
| 中渚 TE 3<br>Zhōng zhǔ | 在手背，第 4、5 掌骨间，掌指关节近端凹陷中 | 清热通络，明目益聪 |
| 阳池 TE 4<br>Yáng chí | 在腕后区，腕背侧远端横纹上，指伸肌腱尺侧缘凹陷中 | 和解表里，益阴增液 |
| 外关 TE 5<br>Wài guān | 在前臂后区，腕背侧远端横纹上 2 寸，尺骨与桡骨间隙中点 | 解表清热，通经活络 |
| 支沟 TE 6<br>Zhī gōu | 在前臂后区，腕背侧远端横纹上 3 寸，尺骨与桡骨间隙中点 | 解表清热，通经活络 |
| 会宗 TE 7<br>Huì zōng | 在前臂后区，腕背侧远端横纹上 3 寸，尺骨的桡侧缘 | 清热安神，聪耳通络 |
| 三阳络 TE 8<br>Sān yáng luò | 在前臂后区，腕背侧远端横纹上 4 寸，尺骨与桡骨间隙中点 | 舒筋活络，开音聪耳 |
| 四渎 TE 9<br>Sì dú | 在前臂后区，肘尖（EX-UE 1）下 5 寸，尺骨与桡骨间隙中点 | 聪耳，止痛，利咽 |
| 天井 TE 10<br>Tiān jǐng | 在肘后区，肘尖（EX-UE 1）上 1 寸凹陷中 | 行气散结，安神通络 |
| 清冷渊 TE 11<br>Qīng lěng yuān | 在臂后区，肘尖与肩峰角连线上，肘尖上 2 寸 | 清热散风，通经活络 |
| 消泺 TE 12<br>Xiāo luò | 在臂后区，肘尖与肩峰角连线上，肘尖上 5 寸 | 清热醒神，通经止痛 |
| 臑会 TE 13<br>Nào huì | 在臂后区，肩峰角下 3 寸，三角肌的后下缘 | 化痰散结，通络止痛 |
| 肩髎 TE 14<br>Jiān liáo | 在三角肌区，肩峰角与肱骨大结节两骨间凹陷中 | 祛风湿，通经络 |
| 天髎 TE 15<br>Tiān liáo | 在肩胛区，肩胛骨上角骨际凹陷中 | 通经止痛 |
| 天牖 TE 16<br>Tiān yǒu | 在肩胛区，横平下颌角，胸锁乳突肌的后缘凹陷中 | 清头明目，消痰截疟 |
| 翳风 TE 17<br>Yì fēng | 在颈部，耳垂后方，乳突下端前方凹陷中 | 通窍聪耳，祛风泄热 |
| 瘈脉 TE 18<br>Chì mài | 在头部，乳突中央，角孙（TE 20）至翳风（TE 17）沿耳轮弧形连线的上 2/3 与下 1/3 交点处 | 息风止痉，活络通窍 |

| 穴位名称 | 定　位 | 功　效 |
|---|---|---|
| **颅息 TE 19**<br>Lúxī | 在头部，角孙（TE 20）至翳风（TE 17）沿耳轮弧形连线的上 1/3 与下 2/3 交点处 | 通窍止痛，镇惊息风 |
| **角孙 TE 20**<br>Jiǎo sūn | 在头部，耳尖正对发际处 | 清热散风，消肿止痛 |
| **耳门 TE 21**<br>Ěr mén | 在耳区，耳屏上切迹与下颌骨髁突之间的凹陷中 | 开窍益聪，祛风通络 |
| **耳和髎 TE 22**<br>Ěr hé liáo | 在头部，鬓发后缘，耳廓根的前方，颞浅动脉的后缘 | 祛风通络，消肿止痛 |
| **丝竹空 TE 23**<br>Sī zhú kōng | 在面部，眉梢凹陷中 | 清头明目，散风止痛 |

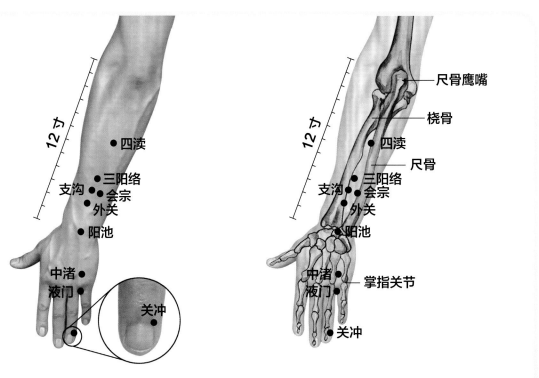

杨甲三 经验

关冲：在无名指尺侧指甲根角侧上方 0.1 寸处。

液门、中渚：在 4、5 掌指关节之间，分别在掌指关节前后凹陷中。

阳池：腕背侧远端横纹上，指伸肌腱尺侧。

外关、支沟、会宗、三阳络、四渎：凡此五穴均在前臂外侧，尺骨与桡骨之间，外关在阳池上 2 寸，支沟在阳池上 3 寸，会宗在阳池上 3 寸横平支沟穴，偏于尺骨桡侧边，三阳络在阳池上 4 寸，四渎在阳池上 7 寸。

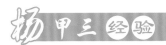

天牖：横平下颌角，胸锁乳突肌的后缘。

翳风：在耳垂后方，乳突前方凹陷中。

瘈脉、颅息：在翳风与角孙沿耳轮的弧形连线上，瘈脉在上 2/3 与下 1/3 交点处，颅息在上 1/3 与下 2/3 交点处。

角孙：折耳向前，耳尖尽端入发际处。

耳门：微张口，屏上切迹与下颌骨髁突之间的凹陷中。

耳和髎：耳廓根前方 1 寸。

丝竹空：眉梢凹陷中。

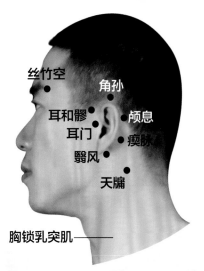

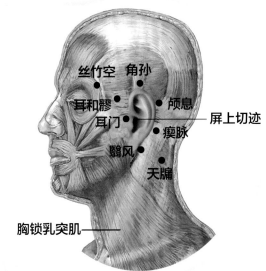

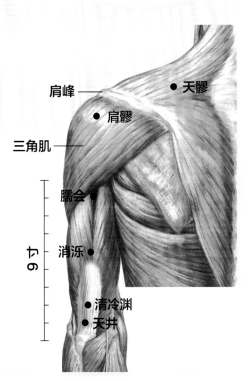

天井：在尺骨鹰嘴直上 1 寸凹陷中。

清冷渊：尺骨鹰嘴直上 2 寸。

消泺：在尺骨鹰嘴与肩髎连线上，臑会与清冷渊两穴连线的中点。

臑会：在尺骨鹰嘴与肩髎连线上，该线与三角肌后下缘交点处。

肩髎：在肩峰后下方，上臂外展时，肩峰后方的凹陷中。

天髎：肩胛骨的内上角骨端凹陷处。

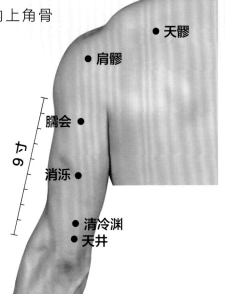

<table>
<tr><td rowspan="7">经典<br>配穴</td><td>耳门配地五会，治疗耳鸣。</td></tr>
</table>

**经典配穴**

耳门配地五会，治疗耳鸣。

中渚配听宫，治疗耳鸣、耳聋。

外关配曲池、合谷，治疗外感疾患。

外关配足临泣，治疗目外眦、耳后、颈项、肩、胁肋疾患。

支沟配丰隆，治疗便秘。

翳风配地仓、颊车，治疗面瘫。

肩髎配肩贞、肩髃，治疗肩部疼痛。

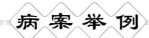

## 病 案 举 例

### 肩周炎案

患者王某某，女，47岁。

主诉：左肩部疼痛、活动受限半年余。

患者半年前无明显诱因出现左肩部疼痛，进行性加重，并出现上举及后伸受限，夜间疼痛较重，影响睡眠，舌红，苔薄白，脉沉弦。

诊断：肩周炎。

治法：舒筋利节，通络止痛。

穴位处方：肩髎，肩贞，肩髃，臂臑，外关，合谷。

上述穴位均采用毫针平补平泻法，隔日1次。并嘱患者每日做甩臂、爬墙等锻炼20～30分钟。共治疗2个月余，疼痛及功能障碍消失。

按语：肩髎、肩贞、肩髃、臂臑均为局部取穴，可舒筋利节，疏通局部气血。肩髎、肩贞、肩髃又合称为"肩三针"，是治疗肩部疾病的常用穴组。外关、合谷为循经远取，可疏通经络、通络止痛。功能锻炼对本病的康复非常重要。

### 颅鸣案

患者宋某，男，73岁。

主诉：颅鸣2年。

患者2年前无明显诱因出现颅鸣，自诉感脑后部持续性隆隆作响，夜间及劳累后明显，伴失眠、精神萎靡、乏力。颅脑MRI检查未见明显异常。舌淡，苔薄白，脉沉缓。

诊断：颅鸣。

治法：补肾充脑，益精填髓。

穴位处方：颅息，脑户，脑空，翳风，风池，肾俞，太溪。

上述穴位均采用毫针平补平泻法，并嘱患者每日做鸣天鼓20～30次。具体方法为：患者端坐闭目，调整呼吸，使呼吸均匀深长，然后以双手掌心紧按于耳孔处，中指自然放于枕后的枕外隆凸上，食指叠放于中指上，然后食指用力从中指滑下，击打枕后部，这时会听到枕后梆梆作响，有如鼓音。

按语：颅息、脑户、脑空、翳风、风池均为局部取穴，可通窍利脑；肾俞、太溪补肾填精，益髓充脑。鸣天鼓最早见于全真教道士邱处机的《颐身集》，载曰："两手掩耳，即以第二指压中指上，用第二指弹脑后两骨做响声，谓之鸣天鼓"。鸣天鼓对于耳鸣、颅鸣均有很好的治疗和保健作用。

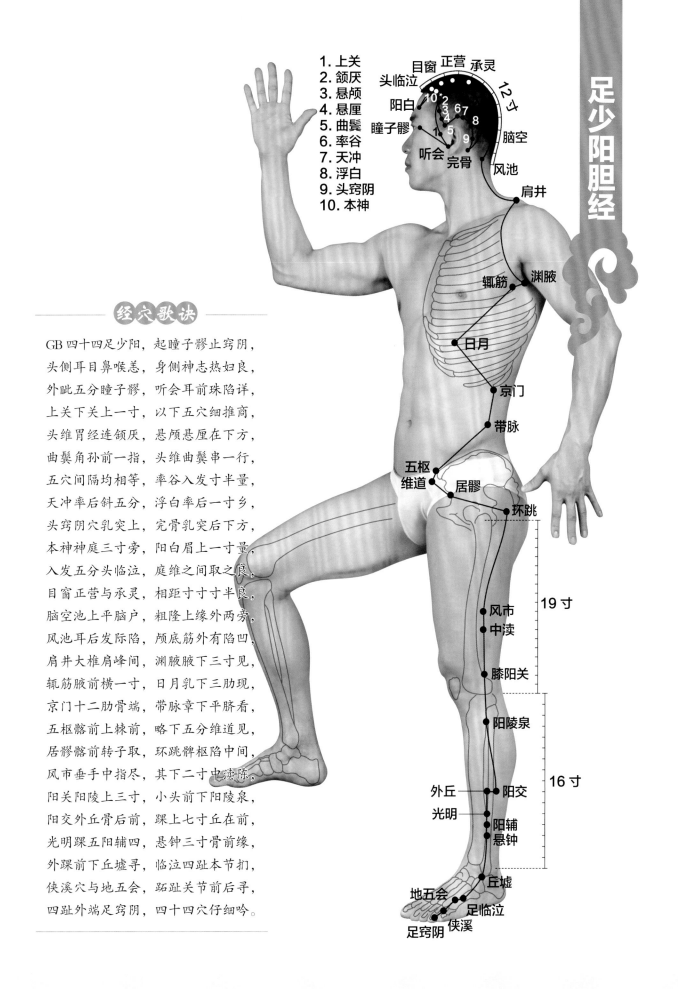

足少阳胆经

1. 上关
2. 颔厌
3. 悬颅
4. 悬厘
5. 曲鬓
6. 率谷
7. 天冲
8. 浮白
9. 头窍阴
10. 本神

目窗　正营　承灵
头临泣
阳白
瞳子髎
听会　完骨
脑空
风池
肩井
渊腋
辄筋
日月
京门
带脉
五枢
维道　居髎
环跳
12寸
19寸
风市
中渎
膝阳关
阳陵泉
阳交
外丘
光明
阳辅
悬钟
16寸
丘墟
地五会
足临泣
侠溪
足窍阴

经穴歌诀

GB 四十四足少阳，起瞳子髎止窍阴，
头侧耳目鼻喉恙，身侧神志热妇良，
外眦五分瞳子髎，听会耳前珠陷详，
上关下关上一寸，以下五穴细推商，
头维胃经连颔厌，悬颅悬厘在下方，
曲鬓角孙前一指，头维曲鬓串一行，
五穴间隔均相等，率谷入发寸半量，
天冲率后斜五分，浮白率后一寸乡，
头窍阴穴乳突上，完骨乳突后下方，
本神神庭三寸旁，阳白眉上一寸量，
入发五分头临泣，庭维之间取之良，
目窗正营与承灵，相距寸寸寸半良，
脑空池上平脑户，粗隆上缘外两旁，
风池耳后发际陷，颅底筋外有陷凹，
肩井大椎肩峰间，渊腋腋下三寸见，
辄筋腋前横一寸，日月乳下三肋现，
京门十二肋骨端，带脉章下平脐看，
五枢髂前上棘前，略下五分维道见，
居髎髂前转子取，环跳髀枢陷中间，
风市垂手中指尽，其下二寸中渎陈。
阳关阳陵上三寸，小头前下阳陵泉，
阳交外丘骨后前，踝上七寸丘在前，
光明踝五阳辅四，悬钟三寸骨前缘，
外踝前下丘墟寻，临泣四趾本节扣，
侠溪穴与地五会，跖趾关节前后寻，
四趾外端足窍阴，四十四穴仔细吟。

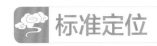 

| 穴位名称 | 定　位 | 功　效 |
|---|---|---|
| 瞳子髎 GB 1<br>Tóng zǐ liáo | 在面部，目外眦外侧 0.5 寸凹陷中 | 疏散风热，明目退翳 |
| 听会 GB 2<br>Tīng huì | 在面部，耳屏间切迹与下颌骨髁突之间的凹陷中 | 开窍聪耳，活络安神 |
| 上关 GB 3<br>Shàng guān | 在面部，颧弓上缘中央凹陷中 | 聪耳开窍，散风活络 |
| 颔厌 GB 4<br>Hàn yàn | 在头部，从头维（ST 8）至曲鬓（GB 7）弧形连线（其弧度与鬓发弧度相应）的上 1/4 与下 3/4 交点处 | 聪耳开窍，散风活络 |
| 悬颅 GB 5<br>Xuán lú | 在头部，从头维（ST 8）至曲鬓（GB 7）弧形连线（其弧度与鬓发弧度相应）的中点处 | 疏通经络，清热散风 |
| 悬厘 GB 6<br>Xuán lí | 在头部，从头维（ST 8）至曲鬓（GB 7）弧形连线（其弧度与鬓发弧度相应）的上 3/4 与下 1/4 交点处 | 疏经通络，清热散风 |
| 曲鬓 GB 7<br>Qū bìn | 在头部，耳前鬓角发际后缘与耳尖水平线的交点处 | 清热散风，活络通窍 |
| 率谷 GB 8<br>Shuài gǔ | 在头部，耳尖直上入发际 1.5 寸 | 清热息风，通经活络 |
| 天冲 GB 9<br>Tiān chōng | 在头部，耳根后缘直上，入发际 2 寸 | 祛风定惊，清热散结 |
| 浮白 GB 10<br>Fú bái | 在头部，耳后乳突的后上方，当天冲与完骨弧形连线（其弧度与耳郭弧度相应）的上 1/3 与下 2/3 交点处 | 清头散风，理气散结 |
| 头窍阴 GB 11<br>Tóu qiào yīn | 在头部，耳后乳突的后上方，当天冲与完骨弧形连线（其弧度与耳郭弧度相应）的上 2/3 与下 1/3 交点处 | 理气镇痛，开窍聪耳 |
| 完骨 GB 12<br>Wán gǔ | 在头部，耳后乳突的后下方凹陷中 | 通经活络，祛风清热 |
| 本神 GB 13<br>Běn shén | 在头部，前发际上 0.5 寸，头正中线旁开 3 寸 | 祛风定惊，清热止痛 |
| 阳白 GB 14<br>Yáng bái | 在头部，眉上 1 寸，瞳孔直上 | 清头明目，祛风泄热 |
| 头临泣 GB 15<br>Tóu lín qì | 在头部，前发际上 0.5 寸，瞳孔直上 | 清头明目，安神定志 |
| 目窗 GB 16<br>Mù chuāng | 在头部，前发际上 1.5 寸，瞳孔直上 | 清头明目，发散风热 |
| 正营 GB 17<br>Zhèng yíng | 在头部，前发际上 2.5 寸，瞳孔直上 | 清头明目，疏风止痛 |
| 承灵 GB 18<br>Chéng líng | 在头部，前发际上 4 寸，瞳孔直上 | 清头目，散风热 |

| 穴位名称 | 定 位 | 功 效 |
|---|---|---|
| **脑空 GB 19**<br>Nǎo kōng | 在头部，横平枕外隆凸的上缘，风池（GB 20）直上 | 醒脑通窍，活络散风 |
| **风池 GB 20**<br>Fēng chí | 在颈后区，枕骨之下，胸锁乳突肌上端与斜方肌上端之间的凹陷中 | 清头明目，祛风解毒，通利官窍 |
| **肩井 GB 21**<br>Jiān jǐng | 在肩胛区，第 7 颈椎棘突与肩峰最外侧点连线的中点 | 降逆理气，散结补虚，通经活络 |
| **渊腋 GB 22**<br>Yuān yè | 在胸外侧区，第 4 肋间隙中，在腋中线上 | 理气活血，通经止痛 |
| **辄筋 GB 23**<br>Zhé jīn | 在胸外侧区，第 4 肋间隙中，腋中线前 1 寸 | 降逆平喘，理气活血 |
| **日月 GB 24**<br>Rì yuè | 在胸部，第 7 肋间隙，前正中线旁开 4 寸 | 降逆利胆，调理肠胃 |
| **京门 GB 25**<br>Jīng mén | 在上腹部，第 12 肋骨游离端下际 | 利尿通淋，补肾温阳 |
| **带脉 GB 26**<br>Dài mài | 在侧腹部，第 11 肋骨游离端垂线与脐水平线的交点上 | 清热利湿，调经止带 |
| **五枢 GB 27**<br>Wǔ shū | 在下腹部，横平脐下 3 寸，髂前上棘内侧 | 调经带，理下焦，通腑气 |
| **维道 GB 28**<br>Wéi dào | 在下腹部，髂前上棘内下 0.5 寸 | 调冲任，理下焦 |
| **居髎 GB 29**<br>Jū liáo | 在臀区，髂前上棘与股骨大转子最凸点连线的中点处 | 舒筋活络，强健腰腿 |
| **环跳 GB 30**<br>Huán tiào | 在臀区，股骨大转子最凸点与骶管裂孔连线上的外 1/3 与 2/3 交点处 | 祛风湿，利腰腿 |
| **风市 GB 31**<br>Fēng shì | 在股部，直立垂手，掌心贴于大腿时，中指尖所指凹陷中，髂胫束后缘 | 祛风湿，调气血，通经络 |
| **中渎 GB 32**<br>Zhōng dú | 在股部，腘横纹上 7 寸，髂胫束后缘 | 通经活络，祛风散寒 |
| **膝阳关 GB 33**<br>Xī yáng guān | 在膝部，股骨外上髁后上缘，股二头肌腱与髂胫束之间的凹陷中 | 疏筋脉，利关节，祛风湿 |
| **阳陵泉 GB 34**<br>Yáng líng quán | 在小腿外侧，腓骨头前下方凹陷中 | 清热息风，消肿止痛 |
| **阳交 GB 35**<br>Yáng jiāo | 在小腿外侧，外踝尖上 7 寸，腓骨后缘 | 舒筋活络，安神定志 |
| **外丘 GB 36**<br>Wài qiū | 在小腿外侧，外踝尖上 7 寸，腓骨前缘 | 疏肝理气，通经活络 |
| **光明 GB 37**<br>Guāng míng | 在小腿外侧，外踝尖上 5 寸，腓骨前缘 | 疏肝明目，通经活络 |

| 穴位名称 | 定位 | 功效 |
|---|---|---|
| **阳辅 GB 38**<br>Yáng fǔ | 在小腿外侧，外踝尖上4寸，腓骨前缘 | 清热散风，舒筋活络 |
| **悬钟 GB 39**<br>Xuán zhōng | 在小腿外侧，外踝尖上3寸，腓骨前缘 | 益髓生血，舒筋活络 |
| **丘墟 GB 40**<br>Qiū xū | 在踝区，外踝的前下方，趾长伸肌腱的外侧凹陷中 | 清暑泄热，凉血解毒，醒脑安神，舒筋活络 |
| **足临泣 GB 41**<br>Zú lín qì | 在足背，第4、5跖骨底结合部的前方，第5趾长伸肌腱外侧凹陷中 | 疏肝解郁，息风泻火 |
| **地五会 GB 42**<br>Dì wǔ huì | 在足背，第4、5跖骨间，第4跖趾关节近端凹陷中 | 疏肝利胆，通经活络 |
| **侠溪 GB 43**<br>Xiá xī | 在足背，第4、5趾间，趾蹼缘后方赤白肉际处 | 清热息风，消肿止痛 |
| **足窍阴 GB 44**<br>Zú qiào yīn | 在足趾，第4趾末节外侧，趾甲根角侧后方0.1寸（指寸） | 清热解郁，通经活络 |

**经典配穴**

神庭、本神、四神聪，治疗癫痫、精神分裂症、神经衰弱、失眠、健忘、精神紧张综合征等疾病。

风池配风府，治疗风证（不论外风、内风）。

耳门配地五会，治疗耳鸣。

阳陵泉配日月，治疗黄疸、胆结石。

丘墟配蠡沟，治疗胁肋疼痛伴头痛、眩晕。

胃俞配中脘，治疗胃部疾患。

率谷配太阳，治疗偏头痛。

肩井配膻中，治疗胸闷、憋气。

环跳配委中，治疗坐骨神经痛。

带脉配关元，治疗带下病。

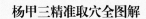

瞳子髎：在目外眦外侧 0.5 寸凹陷中。

听会：微张口，屏间切迹与下颌骨髁突之间的凹陷中。

上关：下关直上，颧弓上缘凹陷中。

颔厌、悬颅、悬厘、曲鬓：先取头维和曲鬓，头维在额角发际直上 0.5 寸，曲鬓在耳尖水平线与鬓角发际后缘的交点处。将两穴沿鬓发做弧形连线，然后将该连线四等分，颔厌、悬颅、悬厘分别位于等分点上。

率谷：在耳尖直上 1.5 寸。

天冲、浮白、头窍阴、完骨：先取天冲和完骨，天冲在率谷斜后方，耳根后缘直上 2 寸，完骨在乳突后下方凹陷中。将天冲与完骨沿耳郭做弧形连线，然后将该连线三等分，浮白、头窍阴分别位于等分点上。

本神：前发际直上 0.5 寸，头正中线旁开 3 寸。

阳白、头临泣、目窗、正营、承灵：凡此五穴均在瞳孔直上，阳白在眉上 1 寸，头临泣在前发际直上 0.5 寸，目窗在前发际直上 1.5 寸，正营在前发际直上 2.5 寸，承灵在前发际直上 4 寸。

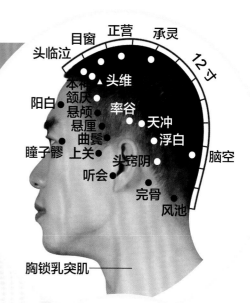

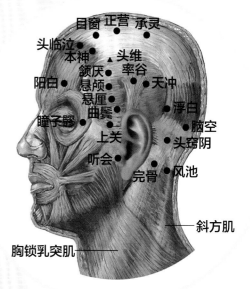

脑空：在风池穴直上，横平枕外粗隆。

风池：在后发际直上 1 寸，胸锁乳突肌与斜方肌之间的凹陷中。

肩井：在第 7 颈椎棘突与肩峰最外侧点连线的中点。

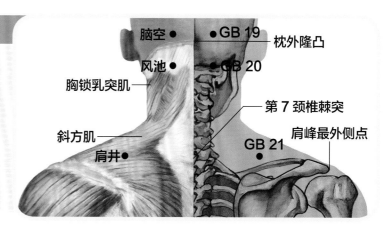

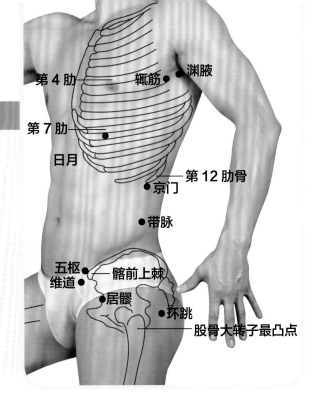

渊腋：腋中线上，第4肋间隙。

辄筋：渊液前1寸，第4肋间隙。

京门：第12肋端。

带脉：第11肋端直下，横平肚脐。

五枢：髂前上棘内侧，横平脐下3寸。

维道：五枢斜下0.5寸。

居髎：髂前上棘与股骨大转子连线的中点。

环跳：股骨大转子与骶管裂孔连线的外1/3
与内2/3交点处。

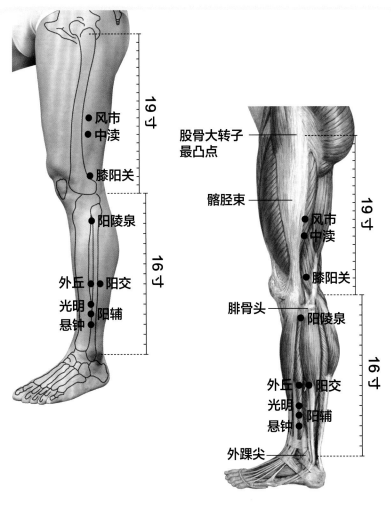

风市：大腿外侧，髂胫束
后缘，直立垂手，中指尖
所指凹陷处。

中渎：风市下2寸，髂胫
束后缘。

膝阳关：在股骨外上髁后
上缘凹陷中。

阳陵泉：在腓骨头前下方
凹陷中。

外丘、阳交：此二穴均在
外踝尖上7寸，外丘在腓
骨前缘，阳交在腓骨后缘。

光明、阳辅、悬钟：凡此
三穴均在腓骨前缘，光明
在外踝尖上5寸，阳辅在
外踝尖上4寸，悬钟在外
踝尖上3寸。

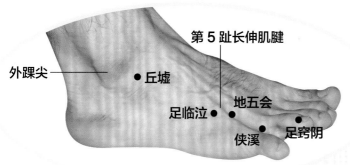

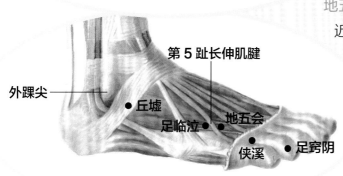

丘墟：在外踝前下方凹陷中。

足临泣：在第 4、5 跖骨结合部的前方，第 5 趾长伸肌腱外侧。

地五会：在第 4、5 跖骨之间，跖趾关节近端凹陷中，第 5 趾长伸肌腱内侧。

侠溪：在 4、5 趾间，跖趾关节远端赤白肉际处。

足窍阴：在第 4 趾外侧趾甲根角侧上方 0.1 寸处。

## 病案举例

### 坐骨神经痛案

患者杨某某，女，45 岁。

主诉：右下肢疼痛 3 个月。

患者 3 个月前因劳累出现右下肢疼痛，疼痛从臀部放射至足背外侧，不能做弯腰及抬腿动作。腰椎 MRI 未见明显异常。查体：腰部无明显压痛，环跳穴压痛明显，并向下肢放射，直腿抬高试验（＋）。

诊断：坐骨神经痛。

治法：舒筋通络止痛。

穴位处方：环跳，委中，承山，昆仑。

环跳采用毫针深刺 3 寸左右，针尖方向朝向会阴部，提插使患者出现下肢放电样感觉，委中、承山、昆仑毫针平补平泻法。留针 20 分钟，隔日 1 次。2 周后患者右下肢疼痛消失。

按语：坐骨神经痛是一种临床常见病症，分为根性坐骨神经痛和干性坐骨神经痛。针灸治疗本病效果满意。环跳穴属足少阳胆经，其深层为坐骨神经穿梨状肌下孔处，在此处坐骨神经易受到刺激卡压，产生干性坐骨神经痛，针刺环跳穴使患者出现下肢放电样感觉，可刺激坐骨神经，使其产生应激反应，达到通络止痛的作用，委中、承山、昆仑三穴均是根据患者疼痛部位，循经取穴，可疏通经脉，活络止痛。

## 带下病案

患者许某，女，36岁。

主诉：白带增多1个月余。

患者1个月前开始白带明显增多，色清稀，伴小腹凉痛、腰膝酸软、乏力，舌淡，苔薄白，脉沉细。

诊断：带下病。

治法：补肾温阳，固摄止带。

穴位处方：带脉，关元，中极，三阴交，太溪。

上述穴位均采用毫针平补平泻法。并嘱患者每日点揉带脉10～15分钟，艾灸盒温灸关元穴30分钟。2周后症状消失。

按语：带下病是妇科常见疾病，主要由于冲任不固，带脉失约造成。带脉穴属足少阳胆经，位于腹部两侧，是治疗带下病的重要穴位之一；关元穴可补肾培元，加艾灸则可温阳益肾；中极穴调理下焦，利湿化浊；三阴交、太溪补肾止带。

## 失眠案

患者胡某某，女，52岁。

主诉：失眠、多梦1年余。

患者1年前因吵架后出现夜间入睡困难、多梦、易醒，伴焦虑、心烦、神疲乏力，舌红，苔薄黄，脉细数。

诊断：失眠。

治法：补肾填髓，清心安神。

穴位处方：神庭，本神，四神聪，内关，神门，太溪，太冲。

上述穴位均采用毫针平补平泻法。留针20分钟，隔日1次。嘱患者每日户外活动1小时左右。3周后患者症状消失。

按语：失眠是一种常见的睡眠节律紊乱疾病，常缠绵难愈，影响患者工作生活。针灸治疗失眠安全、有效，无副作用。治疗以安神定志为主，神庭、本神、四神聪为杨甲三教授治疗此类疾病的经验穴组，临床效果显著。配合内关、神门可清心安神，太冲、太溪可调补肝肾。

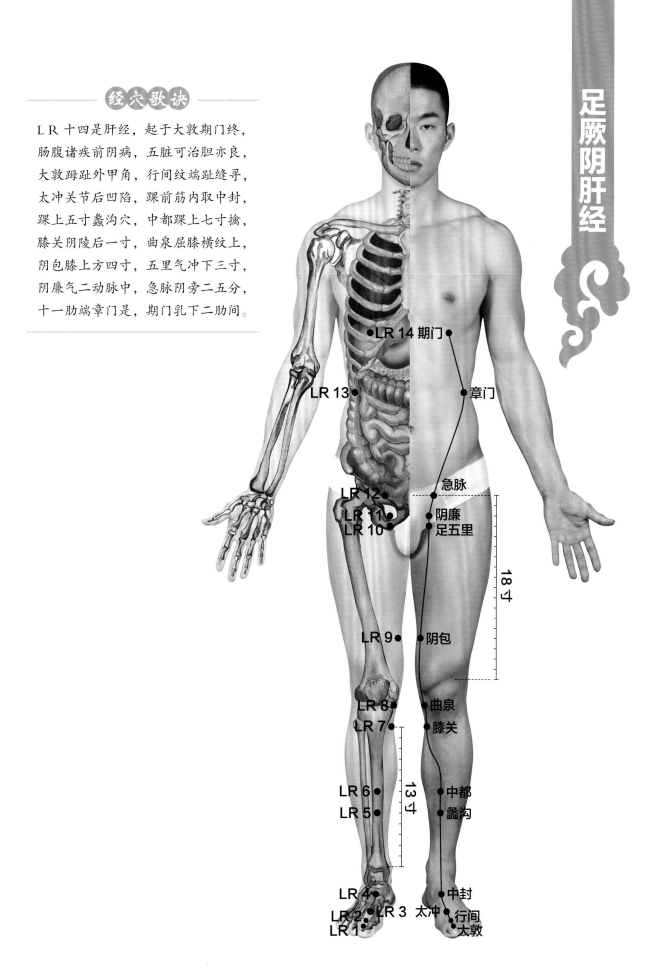

经穴歌诀

LR十四是肝经，起于大敦期门终，
肠腹诸疾前阴病，五脏可治胆亦良，
大敦姆趾外甲角，行间纹端趾缝寻，
太冲关节后凹陷，踝前筋内取中封，
踝上五寸蠡沟穴，中都踝上七寸擒，
膝关阴陵后一寸，曲泉屈膝横纹上，
阴包膝上方四寸，五里气冲下三寸，
阴廉气二动脉中，急脉阴旁二五分，
十一肋端章门是，期门乳下二肋间。

足厥阴肝经

LR 14 期门
LR 13
章门
急脉
LR 12
阴廉
LR 11
足五里
LR 10
18寸
LR 9
阴包
LR 8
曲泉
LR 7
膝关
LR 6
中都
13寸
LR 5
蠡沟
LR 4
中封
LR 2
LR 3 太冲
行间
LR 1
太敦

足厥阴肝经　71

| 穴位名称 | 定 位 | 功 效 |
|---|---|---|
| 大敦 LR 1<br>Dà dūn | 在足趾，大趾末节外侧，趾甲根角侧后方 0.1 寸（指寸） | 回阳救逆，调经止淋 |
| 行间 LR 2<br>Xíng jiān | 在足背，第 1、2 趾间，趾蹼缘后方赤白肉际处 | 平肝潜阳，泻热安神，凉血止血 |
| 太冲 LR 3<br>Tài chōng | 在足背，当第 1、2 跖骨间，跖骨底结合部前方凹陷中，或触及动脉搏动 | 平肝息风，疏肝养血 |
| 中封 LR 4*<br>Zhōng fēng | 在踝区，内踝前，胫骨前肌腱与蹈长伸肌腱之间的凹陷处 | 清肝胆热，通利下焦，舒筋活络 |
| 蠡沟 LR 5<br>Lí gōu | 在小腿内侧，内踝尖上 5 寸，胫骨内侧面的中央 | 疏肝理气，调经止带 |
| 中都 LR 6<br>Zhōng dū | 在小腿内侧，内踝尖上 7 寸，胫骨内侧面的中央 | 疏肝理气，调经止血 |
| 膝关 LR 7<br>Xī guān | 在膝部，胫骨内侧髁的下方，阴陵泉（SP 9）后 1 寸 | 祛风除湿，疏利关节 |
| 曲泉 LR 8<br>Qū quán | 在膝部，腘横纹内侧端，半腱肌腱内缘凹陷中 | 疏肝理气，调经止痛 |
| 阴包 LR 9<br>Yīn bāo | 在股内侧，髌底上 4 寸，股薄肌与缝匠肌之间 | 利尿通淋，调经止痛 |
| 足五里 LR 10<br>Zú wǔ lǐ | 在股内侧，气冲（ST 30）直下 3 寸，动脉搏动处 | 疏肝理气，清热利湿 |
| 阴廉 LR 11<br>Yīn lián | 在股内侧，气冲（ST 30）直下 2 寸 | 调经止带，通经活络 |
| 急脉 LR 12<br>Jí mài | 在腹股沟区，横平耻骨联合上缘，前正中线旁开 2.5 寸处 | 疏肝利胆，调理下焦 |
| 章门 LR 13<br>Zhāng mén | 在侧腹部，第 11 肋游离端的下际 | 疏肝健脾，降逆平喘 |
| 期门 LR 14<br>Qī mén | 在胸部，第 6 肋间隙，前正中线旁开 4 寸 | 平肝潜阳，疏肝健脾 |

*本穴定位与国家标准不同，考证详见：[1] 刘乃刚，郭长青 . 中封穴定位考 [J]. 上海针灸杂志，2010，29（12）：809–810. [2] 李恒 . 李鼎教授谈中封穴的定位问题 [J]. 上海针灸杂志，2011，30（7）：497–499.

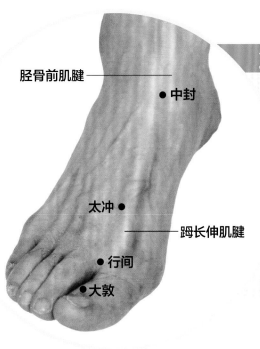

胫骨前肌腱

● 中封

太冲 ●

—— 蹈长伸肌腱

● 行间

● 大敦

大敦：在足大趾外侧趾甲根角侧上方 0.1 寸
处。

行间：在第 1、2 趾间，跖趾关节远端赤
白肉际处。

太冲：在第 1、2 跖骨间，跖骨基底结合
部前方凹陷中。

中封：内踝前 1 寸，胫骨前肌腱与蹈长伸
肌腱之间的凹陷中。

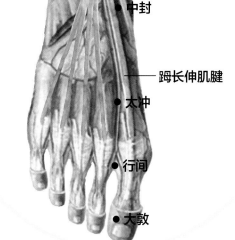

—— 胫骨前肌腱

● 中封

—— 蹈长伸肌腱

● 太冲

● 行间

● 大敦

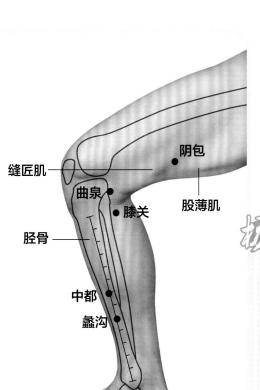

缝匠肌

曲泉

胫骨 ——

中都

蠡沟

阴包

膝关

股薄肌

蠡沟、中都：此二穴均在胫骨内侧面骨面上，
蠡沟在内踝尖上 5 寸，中都在内踝尖上 7 寸。

膝关：阴陵泉后 1 寸。

曲泉：胫骨内侧髁与半腱肌之间的凹陷中，腘
横纹的内侧端。

阴包：髌底上 4 寸，股薄肌与缝匠肌之间。

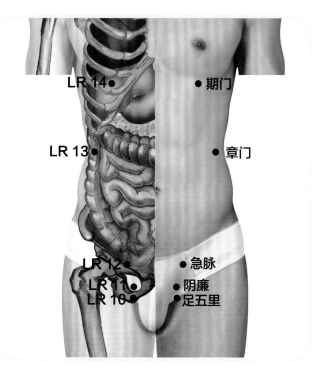

足五里、阴廉：此二穴均在气冲直下，足五里在气冲直下3寸，阴廉在气冲直下2寸。

急脉：在腹股沟中，前正中线旁开2.5寸。

章门：第11肋游离端下际。

期门：乳头直下，第6肋间隙。

LR 14● ● 期门

LR 13● ● 章门

LR 12 ● 急脉
LR 11● ● 阴廉
LR 10● ● 足五里

**经典配穴**

期门配大敦，治疗痞块、疝气。

大敦配蠡沟，治疗阴部瘙痒。

肝俞配太冲，治疗肝郁气滞。

期门配日月，治疗胁肋胀痛。

太冲配合谷，治疗头面、四肢疾患。

蠡沟配丘墟，治疗胁肋疼痛伴头痛、眩晕。

## 病 案 举 例

**胁痛案**

患者王某某，女，46岁。

主诉：左侧胁肋部胀痛1个月。

患者1个月前因生气后出现左侧胁肋部胀痛，伴嗳气，舌红，苔薄黄，脉弦。

诊断：胁痛。

治法：疏肝理气，通络止痛。

穴位处方：期门，日月，中脘，足三里，太冲。

上述穴位均采用毫针平补平泻法。并嘱患者每日用双手掌自后向前推擦胁肋部5～10分钟，以发红、发热为度。2周后胁痛消失。

按语：胁肋部为肝胆之分野，其病变主要责之肝胆。期门、日月分别为肝胆的募穴，两穴合用可疏肝利胆，理气止痛，加肝经原穴太冲，疏肝理气之功更卓。肝气不舒，易横逆犯胃，故嗳气频作，中脘、足三里可理气和胃。

### 阴部瘙痒症案

患者王某某，男，22岁。

主诉：阴部潮湿、瘙痒半年余。

患者半年前出现阴部潮湿、瘙痒，进行性加重，伴情志不舒，焦虑，舌红，苔黄，脉弦数。

诊断：阴部瘙痒症。

治法：疏肝理气，除湿止痒。

穴位处方：大敦，蠡沟，曲骨，横骨，阴廉。

大敦浅刺0.1寸，蠡沟向上平刺0.5寸，其余穴位均采用毫针平补平泻法。留针20分钟，隔日1次。嘱患者适当运动，控制手淫。共治疗1个月，症状消失。

按语：大敦为足厥阴肝经井穴，蠡沟为足厥阴肝经络穴，足厥阴肝经循行过阴器，二穴合用可疏肝理气，调理阴部气血，曲骨、横骨、阴廉为局部取穴，可理气、除湿、止痒。

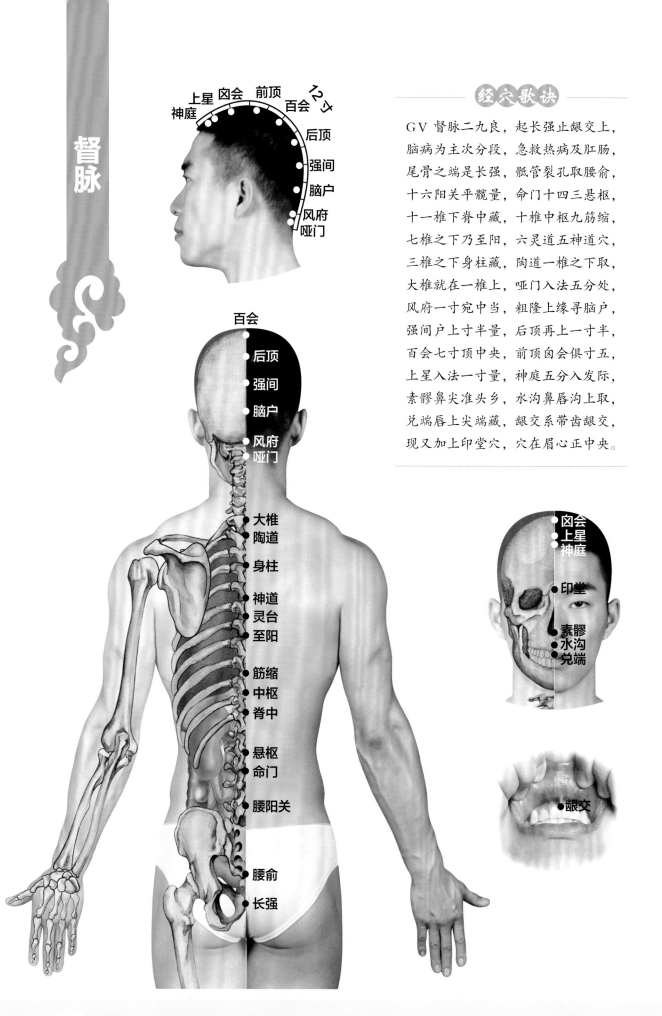

督脉

上星 囟会 前顶
神庭 百会 1.2寸
后顶
强间
脑户
风府
哑门

百会

后顶
强间
脑户
风府
哑门

大椎
陶道
身柱
神道
灵台
至阳
筋缩
中枢
脊中
悬枢
命门
腰阳关

腰俞
长强

囟会
上星
神庭

印堂

素髎
水沟
兑端

龈交

GV督脉二九良，起长强止龈交上，
脑病为主次分段，急救热病及肛肠，
尾骨之端是长强，骶管裂孔取腰俞，
十六阳关平髋量，命门十四三悬枢，
十一椎下脊中藏，十椎中枢九筋缩，
七椎之下乃至阳，六灵道五神道穴，
三椎之下身柱藏，陶道一椎之下取，
大椎就在一椎上，哑门入法五分处，
风府一寸宛中当，粗隆上缘寻脑户，
强间户上寸半量，后顶再上一寸半，
百会七寸顶中央，前顶囟会俱寸五，
上星入法一寸量，神庭五分入发际，
素髎鼻尖准头乡，水沟鼻唇沟上取，
兑端唇上尖端藏，龈交系带齿龈交，
现又加上印堂穴，穴在眉心正中央。

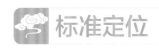 

| 穴位名称 | 定 位 | 功 效 |
|---|---|---|
| 长强 GV 1<br>Cháng qiáng | 在会阴区，尾骨下方，尾骨端与肛门连线的中点处 | 育阴潜阳，益气固脱 |
| 腰俞 GV 2<br>Yāo shù | 在骶区，正对骶管裂孔，后正中线上 | 补肾调经，强健筋骨 |
| 腰阳关 GV 3<br>Yāo yáng guān | 在脊柱区，第4腰椎棘突下凹陷中，后正中线上 | 补益下元，强壮腰肾 |
| 命门 GV 4<br>Mìng mén | 在脊柱区，第2腰椎棘突下凹陷中，后正中线上 | 固精壮阳，培元补肾 |
| 悬枢 GV 5<br>Xuán shū | 在脊柱区，第1腰椎棘突下凹陷中，后正中线上 | 强腰益肾，涩肠固脱 |
| 脊中 GV 6<br>Jǐ zhōng | 在脊柱区，第11胸椎棘突下凹陷中，后正中线上 | 调理肠胃，益肾宁神 |
| 中枢 GV 7<br>Zhōng shū | 在脊柱区，第10胸椎棘突下凹陷中，后正中线上 | 强腰补肾，和胃止痛 |
| 筋缩 GV 8<br>Jīn suō | 在脊柱区，第9胸椎棘突下凹陷中，后正中线上 | 舒筋壮阳，醒脑安神 |
| 至阳 GV 9<br>Zhì yáng | 在脊柱区，第7胸椎棘突下凹陷中，后正中线上 | 利湿退黄，健脾和胃，止咳平喘 |
| 灵台 GV 10<br>Líng tái | 在脊柱区，第6胸椎棘突下凹陷中，后正中线上 | 清热解毒，宣肺定喘，舒筋活络 |
| 神道 GV 11<br>Shén dào | 在脊柱区，第5胸椎棘突下凹陷中，后正中线上 | 镇惊安神，理气宽胸 |
| 身柱 GV 12<br>Shēn zhù | 在脊柱区，第3胸椎棘突下凹陷中，后正中线上 | 清热宣肺，醒神定痉，活血通络 |
| 陶道 GV 13<br>Táo dào | 在脊柱区，第1胸椎棘突下凹陷中，后正中线上 | 清热解表，安神截疟，疏筋通络 |
| 大椎 GV 14<br>Dà zhuī | 在脊柱区，第7颈椎棘突下凹陷中，后正中线上 | 解表散寒，镇静安神，肃肺调气，清热解毒 |
| 哑门 GV 15<br>Yǎ mén | 在颈后区，第2颈椎棘突上际凹陷中，后正中线上 | 开喑通窍，清心宁志 |
| 风府 GV 16<br>Fēng fǔ | 在颈后区，枕外隆突直下，两侧斜方肌之间凹陷中 | 清热息风，醒脑开窍 |
| 脑户 GV 17<br>Nǎo hù | 在头部，枕外隆凸的上缘凹陷中 | 清头明目，镇痉安神 |
| 强间 GV 18<br>Qiáng jiān | 在头部，后发际正中直上4寸 | 宁心安神，通络止痛 |

| 穴位名称 | 定 位 | 功 效 |
|---|---|---|
| **后顶 GV 19**<br>Hòu dǐng | 在头部，后发际正中直上 5.5 寸 | 清热止痛，宁心安神 |
| **百会 GV 20**<br>Bǎi huì | 在头部，前发际正中直上 5 寸 | 升阳固脱，开窍宁神 |
| **前顶 GV 21**<br>Qián dǐng | 在头部，前发际正中直上 3.5 寸 | 清热通窍，健脑安神 |
| **囟会 GV 22**<br>Xìn huì | 在头部，前发际正中直上 2 寸 | 醒脑开窍，清头散风 |
| **上星 GV 23**<br>Shàng xīng | 在头部，前发际正中直上 1 寸 | 散风清热，宁心通窍 |
| **神庭 GV 24**<br>Shén tíng | 在头部，前发际正中直上 0.5 寸 | 潜阳安神，醒脑息风 |
| **素髎 GV 25**<br>Sù liáo | 在面部，鼻尖的正中央 | 通利鼻窍，开窍醒神 |
| **水沟 GV 26**<br>Shuǐ gōu | 在面部，人中沟的上 1/3 与中 1/3 交点处 | 醒脑开窍，通经活络 |
| **兑端 GV 27**<br>Duì duān | 在面部，上唇结节的中点 | 开窍醒神，散风泻热 |
| **龈交 GV 28**<br>Yín jiāo | 在上唇内，上唇系带与上牙龈的交点 | 活血清热，安神定志，舒筋止痛 |
| **印堂 GV 29**<br>Yìn táng | 在头部，两眉毛内侧端中间的凹陷中 | 镇惊安神，活络疏风 |

**经典配穴**

神庭、本神、四神聪，治疗精神疾病。

风府配风池，治疗风证（不论外风、内风）。

大椎配合谷，治疗外感热病。

筋缩配阳陵泉，治疗各种筋病。

腰阳关配肾俞，治疗腰痛。

胃俞配中脘，治疗胃部疾患。

上星配迎香，治疗鼻塞、流涕。

水沟（人中）配内关，治疗昏厥。

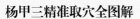

长强：在尾骨端与肛门之间。

腰俞：在骶骨裂孔中。

腰阳关、命门、悬枢、脊中、筋缩、至阳、灵台、神道、身柱、陶道、大椎：凡此十一穴均在背部，后正中线上，相应棘突下缘。腰阳关在第4腰椎棘突下，命门在第2腰椎棘突下，悬枢在第1腰椎棘突下，脊中在第11胸椎棘突下，中枢在第10胸椎棘突下，筋缩在第9胸椎棘突下，至阳在第7胸椎棘突下，灵台在第6胸椎棘突下，神道在第5胸椎棘突下，身柱在第3胸椎棘突下，陶道在第1胸椎棘突下，大椎在第7颈椎棘突下。

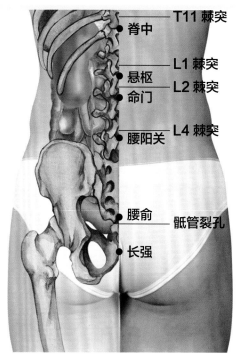

脊中 —— T11 棘突
悬枢 —— L1 棘突
命门 —— L2 棘突
腰阳关 —— L4 棘突
腰俞 —— 骶管裂孔
长强

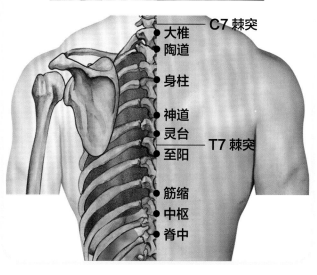

大椎 —— C7 棘突
陶道
身柱
神道
灵台
至阳 —— T7 棘突
筋缩
中枢
脊中

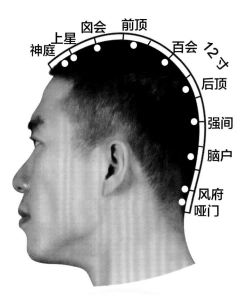

上星 前顶
神庭 囟会
百会
12寸
后顶
强间
脑户
风府
哑门

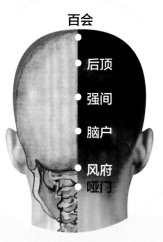

百会

后顶
强间
脑户
风府
哑门

哑门：在后发际正中直上 0.5 寸。

风府：在后发际正中直上 1 寸。

脑户：在枕外隆凸上缘凹陷中。

强间：在后发际正中直上 4 寸。

后顶：在后发际正中直上 5.5 寸。

百会：折耳向前，两耳尖连线与头正中线交点处。

前顶：在前发际正中直上 3.5 寸。

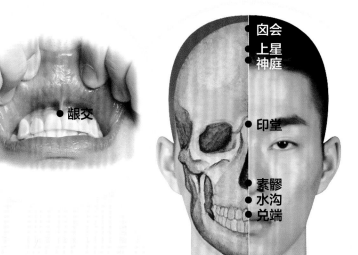

杨甲三经验

囟会：在前发际正中直上2寸。

上星：在前发际正中直上1寸。

神庭：在前发际正中直上0.5寸。

素髎：在鼻尖。

水沟：在鼻唇沟上1/3与中1/3交点处。

兑端：上唇中点，黏膜与皮肤交点处。

龈交：上唇系带与牙龈的交点处。

# 病案举例

## 感冒案

患者冯某，女，43岁。

主诉：恶寒发热、咳嗽、流清涕1天。

患者晨起后觉恶寒发热，咳嗽，流清涕，全身酸痛。舌淡红，苔薄白，脉浮紧。

诊断：感冒——风寒证。

治法：疏风解表，散寒祛邪。

穴位处方：大椎，风池，肩井，风门，曲池，外关，合谷。

上述穴位均采用毫针平补平泻法，留针20分钟。然后在上背部膀胱经走罐，至出现紫红色痧印为止，大椎、肩井、风门留罐5~10分钟。共治疗2次，症状消失。

按语：感冒为临床常见病，多发病，针灸治疗以疏风解表为主。大椎穴属督脉，为手三阳、足三阳、督脉之会，总督诸阳，有解表通阳、疏风散寒的作用，风池、风门善祛风散邪，肩井宣通气血、发汗解表。曲池、外关、合谷为治疗外感疾病的重要穴组，可疏风解表，清热散寒。

## 晕厥案

患者赵某某，女，22岁。

主诉：突然倒地，意识丧失。

患者突然倒地，意识丧失，面色苍白，呼之不应，颈动脉搏动减弱。

诊断：晕厥。

治法：醒神苏厥。

穴位处方：水沟、内关。

将患者平卧，以拇指指尖重力掐按水沟穴，并嘱助手点揉双侧内关，约2分钟后，患者意识恢复。给予温开水及糖块后恢复正常。

按语：晕厥是以突然倒地、意识丧失为主要表现的疾病。本例患者为青年女性，体质偏虚弱，且当日未吃早饭，发病时时近正午，应该与其低血糖有关。水沟穴属督脉，醒神苏厥之力尤著，为治疗晕厥的常用穴位；内关属手厥阴心包经，可宽胸理气，护心养脑。

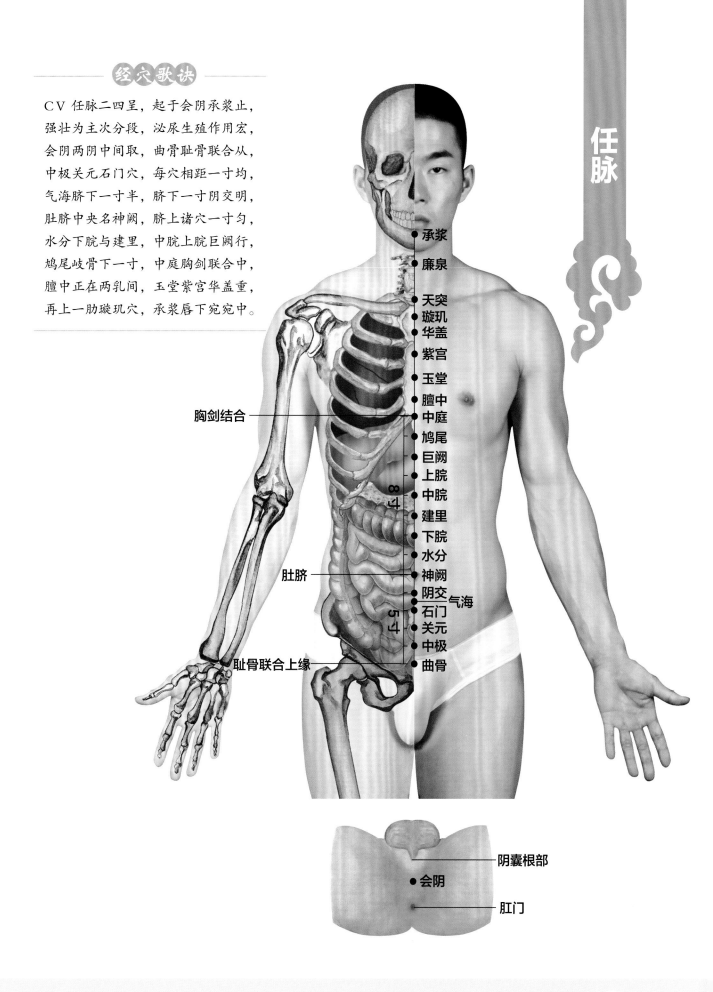

CV 任脉二四呈，起于会阴承浆止，
强壮为主次分段，泌尿生殖作用宏，
会阴两阴中间取，曲骨耻骨联合从，
中极关元石门穴，每穴相距一寸均，
气海脐下一寸半，脐下一寸阴交明，
肚脐中央名神阙，脐上诸穴一寸匀，
水分下脘与建里，中脘上脘巨阙行，
鸠尾岐骨下一寸，中庭胸剑联合中，
膻中正在两乳间，玉堂紫宫华盖重，
再上一肋璇玑穴，承浆唇下宛宛中。

任脉

承浆
廉泉
天突
璇玑
华盖
紫宫
玉堂
膻中
中庭
鸠尾
巨阙
上脘
中脘
建里
下脘
水分
神阙
阴交　气海
石门
关元
中极
曲骨

胸剑结合

肚脐

耻骨联合上缘

8寸

5寸

阴囊根部
会阴
肛门

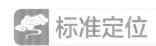

| 穴位名称 | 定 位 | 功 效 |
|---|---|---|
| 会阴 CV 1<br>Huì yīn | 会阴区，男性在阴囊根部与肛门连线的中点，女性在大阴唇后联合与肛门连线的中点 | 醒神开窍，通利下焦 |
| 曲骨 CV 2<br>Qū gǔ | 在下腹部，耻骨联合上缘，前正中线上 | 涩精举阳，补肾利尿，调经止带 |
| 中极 CV 3<br>Zhōng jí | 在下腹部，脐中下 4 寸，前正中线上 | 清利湿热，益肾调经，通阳化气 |
| 关元 CV 4<br>Guān yuán | 在下腹部，脐中下 3 寸，前正中线上 | 培元固脱，温肾壮阳，调经止带 |
| 石门 CV 5<br>Shí mén | 在下腹部，脐中下 2 寸，前正中线上 | 健脾益肾，清利下焦 |
| 气海 CV 6<br>Qì hǎi | 在下腹部，脐中下 1.5 寸，前正中线上 | 补气健脾，调理下焦，培元固本 |
| 阴交 CV 7<br>Yīn jiāo | 在下腹部，脐中下 1 寸，前正中线上 | 利水消肿，调经理血，温补下元 |
| 神阙 CV 8<br>Shén quē | 在脐区，脐中央 | 温阳救逆，利水消肿 |
| 水分 CV 9<br>Shuǐ fēn | 在上腹部，脐中上 1 寸，前正中线上 | 利水消肿，健脾和胃 |
| 下脘 CV 10<br>Xià wǎn | 在上腹部，脐中上 2 寸，前正中线上 | 和胃健脾，消积化滞 |
| 建里 CV 11<br>Jiàn lǐ | 在上腹部，脐中上 3 寸，前正中线上 | 和胃健脾，降逆利水 |
| 中脘 CV 12<br>Zhōng wǎn | 在上腹部，脐中上 4 寸，前正中线上 | 和胃健脾，温中化湿 |
| 上脘 CV 13<br>Shàng wǎn | 在上腹部，脐中上 5 寸，前正中线上 | 和胃降逆，宽胸宁神 |
| 巨阙 CV 14<br>Jù quē | 在上腹部，脐中上 6 寸，前正中线上 | 化痰宁心，理气和胃 |
| 鸠尾 CV 15<br>Jiū wěi | 在上腹部，剑胸结合部下 1 寸，前正中线上 | 宽胸利膈，宁心定志 |
| 中庭 CV 16<br>Zhōng tíng | 在胸部，剑胸结合中点处，前正中线上 | 宽胸理气，降逆止呕 |
| 膻中 CV 17<br>Dàn zhōng | 在胸部，横平第 4 肋间隙，前正中线上 | 理气宽胸，平喘止咳 |
| 玉堂 CV 18<br>Yù táng | 在胸部，横平第 3 肋间隙，前正中线上 | 止咳平喘，理气宽胸，活络止痛 |

| 穴位名称 | 定 位 | 功 效 |
|---|---|---|
| 紫宫 CV 19<br>Zǐ gōng | 在胸部，横平第 2 肋间隙，前正中线上 | 理气平喘，止咳化痰 |
| 华盖 CV 20<br>Huá gài | 在胸部，横平第 1 肋间隙，前正中线上 | 止咳平喘，利咽止痛 |
| 璇玑 CV 21<br>Xuán jī | 在胸部，胸骨上窝下 1 寸，前正中线上 | 宽胸理气，止咳平喘 |
| 天突 CV 22<br>Tiān tū | 在颈前区，胸骨上窝中央，前正中线上 | 宣肺平喘，清音止嗽 |
| 廉泉 CV 23<br>Lián quán | 在颈前区，喉结上方，舌骨上缘凹陷中，前正中线上 | 通利咽喉，增液通窍 |
| 承浆 CV 24<br>Chéng jiāng | 在面部，颏唇沟的正中凹陷处 | 祛风通络，镇静消渴 |

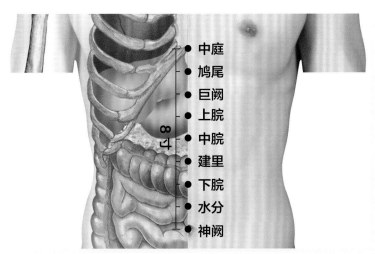

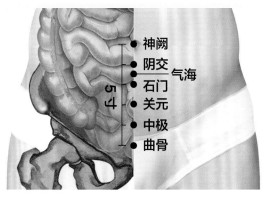

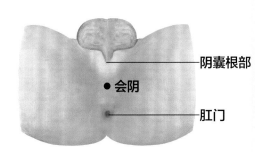

杨甲三经验

会阴：在前后二阴之间，男性在阴囊根部与肛门连线的中点，女性在大阴唇后联合与肛门连线的中点。

曲骨、中极、关元、石门、气海、阴交、神阙、水分、下脘、建里、中脘、上脘、巨阙、鸠尾：凡此十四穴均在腹部，前正中线上，曲骨在耻骨联合上缘，除气海在脐中下 1.5 寸，每隔 1 寸一个穴位，中极在脐中下 4 寸，关元在脐中下 3 寸，石门在脐中下 2 寸，阴交在脐中下 1 寸，神阙在脐中，水分在脐中上 1 寸，下脘在脐中上 2 寸，建里在脐中上 3 寸，中脘在脐中上 4 寸，上脘在脐中上 5 寸，巨阙在脐中上 6 寸，鸠尾在脐中上 7 寸。

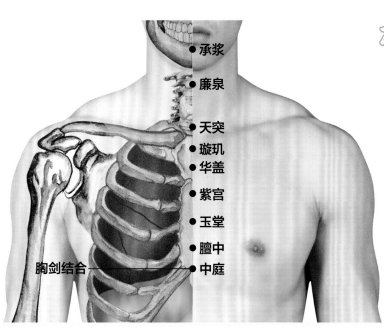

承浆
廉泉
天突
璇玑
华盖
紫宫
玉堂
膻中
胸剑结合 ———————— 中庭

杨甲三 经验

中庭、膻中、玉堂、紫宫、华盖、
璇玑：此六穴均在胸部，前正中
线上，中庭在胸剑结合处，膻中
横平第4肋间隙，玉堂横平第3
肋间隙，紫宫横平第2肋间隙，
华盖横平第1肋间隙，璇玑在胸
骨上窝下1寸。

天突：胸骨上窝中央凹陷中。
廉泉：喉结上方凹陷中。
承浆：在颏唇沟正中凹陷中。

经典
配穴

廉泉配中冲，治疗舌下肿痛。
中极配委中，治疗小便不利。
膻中配内关，治疗胸闷、心悸。
天突配列缺，治疗咳嗽、咽痛。
关元配三阴交，治疗妇科疾患。
中极配大赫，治疗小便不利。
中脘配内关、足三里，治疗胃肠疾患。

# 病 案 举 例

咳嗽案

患者徐某，女，44岁。
主诉：咳嗽10天。
患者10天前无明显诱因出现咳嗽，咳声不断，咽部略感疼痛，无咳痰，无恶寒发热等。
舌淡红，苔薄白，脉浮。
诊断：咳嗽。
治法：疏风解表，降逆止咳。
穴位处方：天突，列缺，风池，合谷。
针刺天突时，以左手切按于胸骨柄上方，右手先直刺0.2寸，然后将针尖转向下方，紧贴胸骨刺入 1 寸左右，列缺向上平刺 0.5 寸，风池、合谷直刺 0.5 寸。留针 20 分钟，隔日 1 次。3 次治疗后症状消失。

按语：咳嗽是肺系疾病的主要症状，肺气上逆是其主要病机。天突穴属任脉，任脉循行入咽喉，针刺天突穴可降逆止咳。列缺属手太阴肺经，为肺经络穴，具有疏风解表、宣肺止咳的作用，配合手阳明大肠经原穴合谷，宣肺解表之力更著。风池为治疗风邪的经验效穴，用之可疏风解表。

### 月经不调案

患者孙某某，女，32 岁。

主诉：月经不调半年余。

患者半年来，月经或前或后，经期延长，每次月经来潮经量不多，色淡，淋漓不尽，每次 10 余天，伴腰膝酸软，乏力，面色萎黄，舌淡，苔薄白，脉沉细。

诊断：月经不调。

治法：补肾温阳，养血调经。

穴位处方：关元，中极，归来，足三里，三阴交，太溪，太冲。

关元、足三里、太溪采用毫针补法，余穴采用毫针平补平泻法。留针 20 分钟，隔日 1 次。嘱患者每日采用艾灸盒温灸关元穴、足三里穴 30 分钟。共治疗 2 个月经周期，恢复正常。

按语：月经不调是女性的常见病，针灸治疗效果满意。关元属任脉，为元气封藏之所，既可益气培元，补肾温阳，又可调理冲任。中极也属任脉，可调理下焦，调经止血；归来为调经要穴，配合足三里可健脾益气，养血调经；三阴交为足三阴经交会穴，配合肝经、肾经原穴太冲、太溪，可补益肝肾，调理冲任。

经外奇穴

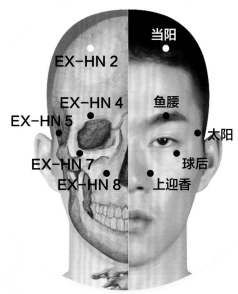

当阳

EX-HN 2

EX-HN 4

鱼腰

EX-HN 5

太阳

EX-HN 7

球后

EX-HN 8

上迎香

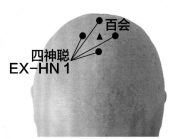

百会

四神聪

EX-HN 1

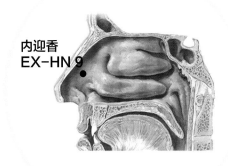

内迎香
EX-HN 9

杨甲三 经验

四神聪：先取百会，其前、后、左、
右各旁开1寸。

当阳：瞳孔直上，前发际上1寸。

鱼腰：瞳孔直上，眉毛中。

太阳：在眉梢与目外眦连线的中点
向后1寸的凹陷中。

耳尖：折耳向前，耳郭定点取穴。

球后：闭目，在眶下缘外1/4与内
3/4交界处。

上迎香：鼻翼软骨与鼻甲的交界处。

内迎香：仰头，在鼻孔内，鼻翼软
骨与鼻甲交界处。

杨甲三经验

聚泉：伸舌，舌背正中缝的中点处。

海泉：张口舌抵上腭，舌下系带的中点。

金津：张口舌抵上腭，舌下系带左侧的静脉上。

玉液：张口舌抵上腭，舌下系带右侧的静脉上。

翳明：翳风后1寸。

颈百劳：第7颈椎棘突直上2寸，后正中线旁开1寸。

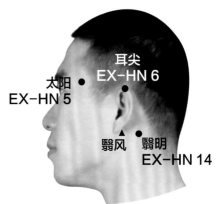

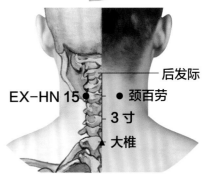

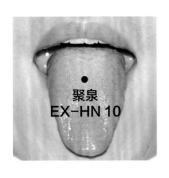

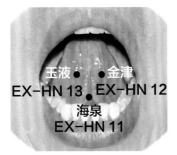

## 标准定位

| 穴位名称 | 定位 | 功效 |
| --- | --- | --- |
| **四神聪 EX-HN 1**<br>Sì shén cōng | 在头部，百会（GV 20）前、后、左、右各旁开1寸，共4穴 | 镇静安神，清利头目，醒脑开窍 |
| **当阳 EX-HN 2**<br>Dāng yáng | 在头部，瞳孔直上，前发际上1寸 | 明目醒神，疏风通络 |
| **鱼腰 EX-HN 4**<br>Yú yāo | 在额部，瞳孔直上，眉毛中 | 清肝明目，通络止痛 |
| **太阳 EX-HN 5**<br>Tài yáng | 在头部，眉梢与目外眦之间，向后约一横指的凹陷中 | 清热祛风，解痉止痛 |
| **耳尖 EX-HN 6**<br>Ěr jiān | 在耳区，在外耳轮的最高点 | 泻热凉血，明目止痛 |
| **球后 EX-HN 7**<br>Qiú hòu | 在面部，眶下缘外1/4与内3/4交界处 | 清热明目 |
| **上迎香 EX-HN 8**<br>Shàng yíng xiāng | 在面部，鼻翼软骨与鼻甲的交界处，近鼻唇沟上端处 | 清热通窍，通络止痛 |

| 穴位名称 | 定位 | 功效 |
| --- | --- | --- |
| **内迎香 EX-HN 9**<br>Nèi yíng xiāng | 在鼻孔内，当鼻翼软骨与鼻甲交界的黏膜处 | 清热散风，宣通鼻窍 |
| **聚泉 EX-HN 10**<br>Jù quán | 在口腔内，舌背正中缝的中点处 | 清热散风，祛邪开窍 |
| **海泉 EX-HN 11**<br>Hǎi quán | 在口腔内，舌下系带中点处 | 祛邪开窍，生津止渴 |
| **金津 EX-HN 12**<br>Jīn jīn | 在口腔内，舌下系带左侧的静脉上 | 清热解毒，祛邪开窍 |
| **玉液 EX-HN 13**<br>Yù yè | 在口腔内，舌下系带右侧的静脉上 | 清热解毒，祛邪开窍 |
| **翳明 EX-HN 14**<br>Yì míng | 在项部，翳风（TE 17）后1寸 | 明目聪耳，宁心安神 |
| **颈百劳 EX-HN 15**<br>Jǐng bǎi láo | 在颈部，第7颈椎棘突直上2寸，后正中线旁开1寸 | 滋阴补肺，舒筋通络 |

## 二、胸腹部奇穴

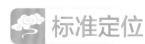

子宫：脐中下4寸，前正中线旁开3寸。

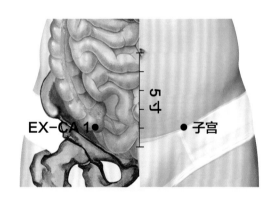

5寸

EX-CA 1● ● 子宫

### 标准定位

| 穴位名称 | 定位 | 功效 |
| --- | --- | --- |
| **子宫 EX-CA 1**<br>Zǐ gōng | 在下腹部，脐中下4寸，前正中线旁开3寸 | 调经理血，升提下陷 |

# 三、项背腰部奇穴

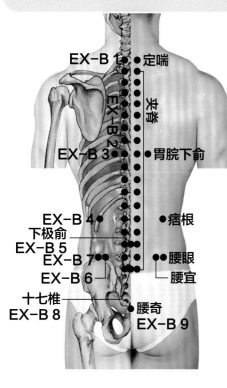

EX-B 1 定喘
夹脊
EX-B 2
EX-B 3 胃脘下俞
EX-B 4 痞根
下极俞
EX-B 5
EX-B 7 腰眼
EX-B 6 腰宜
十七椎
EX-B 8 腰奇
EX-B 9

甲三 经验

定喘：横平第7颈椎棘突下，后正中线旁开0.5寸。

夹脊：后正中线旁开0.5寸，横平第1胸椎至第5腰椎棘突下，一侧17穴。

胃脘下俞：横平第8胸椎棘突下，后正中线旁开1.5寸。

痞根：横平第1腰椎棘突下，后正中线旁开3.5寸。

下极俞：第3腰椎棘突下，后正中线上。

腰宜：横平第4腰椎棘突下，后正中线旁开约3寸。

腰眼：横平第4腰椎棘突下，后正中线旁开约3.5寸凹陷中。

十七椎：第5腰椎棘突下，后正中线上。

## 标准定位

| 穴位名称 | 定 位 | 功 效 |
|---|---|---|
| 定喘 EX-B 1<br>Dìng chuǎn | 在脊柱区，横平第7颈椎棘突下，后正中线旁开0.5寸 | 平喘止咳，通宣理肺 |
| 夹脊 EX-B 2<br>Jiá jǐ | 在脊柱区，第1胸椎至第5腰椎棘突下两侧，后正中线旁开0.5寸，一侧17穴 | 调理脏腑，通利关节 |
| 胃脘下俞 EX-B 3<br>Wèi wǎn xià shù | 在脊柱区，横平第8胸椎棘突下，后正中线旁开1.5寸 | 和胃化痰，理气止痛 |
| 痞根 EX-B 4<br>Pǐ gēn | 在腰区，横平第1腰椎棘突下，后正中线旁开3.5寸 | 调气化瘀，散结消痞，理气止痛 |
| 下极俞 EX-B 5<br>Xià jí shù | 在腰区，第3腰椎棘突下 | 强腰补肾 |
| 腰宜 EX-B 6<br>Yāo yí | 在腰区，横平第4腰椎棘突下，后正中线旁开约3寸 | 强健腰膝 |
| 腰眼 EX-B 7<br>Yāo yǎn | 在腰区，横平第4腰椎棘突下，后正中线旁开约3.5寸凹陷中 | 强腰补肾 |

| 穴位名称 | 定 位 | 功 效 |
|---|---|---|
| 十七椎 EX-B 8<br>Shí qī zhuī | 在腰区，当后正中线上，第5腰椎棘突下凹陷中 | 强腰补肾，主理胞宫 |
| 腰奇 EX-B 9<br>Yāo qí | 在骶区，尾骨端直上2寸，骶角之间凹陷中 | 镇惊安神，息风止痛 |

# 四、上肢部奇穴

杨甲三 经验

肘尖：尺骨鹰嘴的尖端。

二白：腕掌侧远端横纹上4寸，桡侧腕屈肌腱的两侧。

中泉：腕背侧远端横纹上，指总伸肌腱桡侧的凹陷中。

中魁：中指背面近侧指间关节的中点。

大骨空：拇指背面指间关节的中点。

小骨空：小指背面近侧指间关节的中点。

腰痛点：第2、3掌骨及第4、5掌骨间，掌骨基底结合部前方凹陷中。

外劳宫：第2、3掌骨间，掌指关节后0.5寸凹陷中。

八邪：第1至第5指间纹缝端，赤白肉际中。

四缝：第2至5指掌面近侧指间关节横纹的中央。

十宣：十指尖端距指甲游离缘0.1寸处。

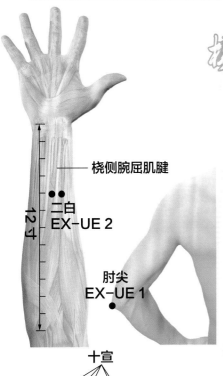

桡侧腕屈肌腱

二白 EX-UE 2

12寸

肘尖 EX-UE 1

十宣

四缝

EX-UE 11

EX-UE 10

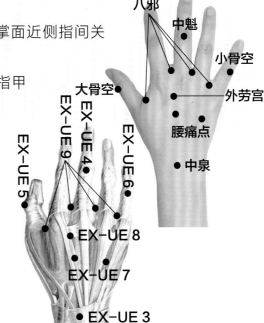

八邪

中魁

小骨空

大骨空

外劳宫

腰痛点

中泉

EX-UE 5

EX-UE 9

EX-UE 4

EX-UE 6

EX-UE 8

EX-UE 7

EX-UE 3

| 穴位名称 | 定 位 | 功 效 |
|---|---|---|
| 肘尖 EX-UE 1<br>Zhǒu jiān | 在肘后区，尺骨鹰嘴的尖端 | 散结化痰，清热解毒 |
| 二白 EX-UE 2<br>Èr bái | 在前臂前区，腕掌侧远端横纹上4寸，桡侧腕屈肌腱的两侧，一肢2穴 | 调和气血，提肛消痔 |
| 中泉 EX-UE 3<br>Zhōng quán | 在前臂后区，腕背侧远端横纹上，指总伸肌腱桡侧的凹陷中 | 行气止痛，止咳平喘 |
| 中魁 EX-UE 4<br>Zhōng kuí | 在手指，中指背面，近侧指间关节的中点处 | 理气和中 |
| 大骨空 EX-UE 5<br>Dà gǔ kōng | 在手指，拇指背面，指间关节的中点处 | 退翳明目 |
| 小骨空 EX-UE 6<br>Xiǎo gǔ kōng | 在手指，小指背面，近侧指间关节的中点处 | 明目止痛 |
| 腰痛点 EX-UE 7<br>Yāo tòng diǎn | 在手背，当第2、3掌骨及第4、5掌骨间，腕背侧远端横纹与掌指关节中点处，一侧2穴 | 舒筋活络，化瘀止痛 |
| 外劳宫 EX-UE 8<br>Wài láo gōng | 在手背，第2、3掌骨间，掌指关节后0.5寸（指寸）凹陷中 | 通经活络，祛风止痛 |
| 八邪 EX-UE 9<br>Bā xié | 在手背，第1至第5指间，指蹼缘后方赤白肉际处，左右共8穴 | 祛邪通络，清热解毒 |
| 四缝 EX-UE 10<br>Sì fèng | 在手指，第2至5指掌面的近侧指间关节横纹的中央，一手4穴 | 消食化积，祛痰导滞 |
| 十宣 EX-UE 11<br>Shí xuān | 在手指，十指尖端，距指甲游离缘0.1寸（指寸），左右共10穴 | 泻热救逆 |

## 五、下肢部奇穴

杨甲三经验

内踝尖：内踝的尖端。

外踝尖：外踝的尖端。

八风：第1至第5趾间纹缝端，赤白肉际中。

独阴：足第2趾的跖侧远端趾间关节横纹的中点。

气端：足十趾尖端距趾甲游离缘0.1寸处。

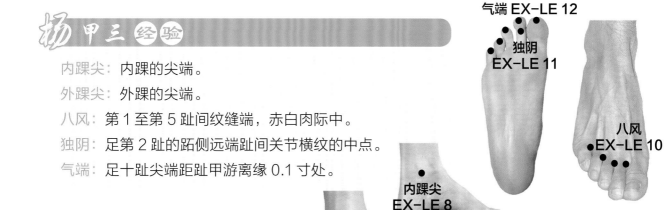

气端 EX-LE 12

独阴 EX-LE 11

八风 EX-LE 10

内踝尖 EX-LE 8

外踝尖 EX-LE 9

髌骨：横平梁丘，其左右各
1.5寸。

鹤顶：髌底中点的上方凹
陷处。

百虫窝：髌底内侧端上3寸。

内膝眼：髌韧带内侧凹陷中。

胆囊：阳陵泉直下2寸左右
压痛最明显处。

阑尾：足三里直下2寸左右
压痛最明显处。

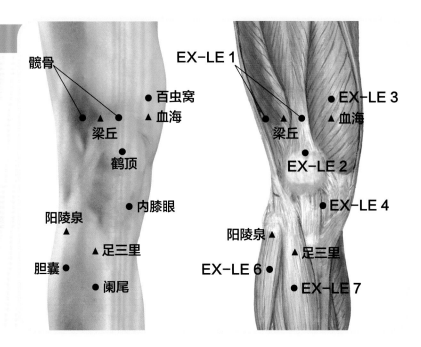

## 标准定位

| 穴位名称 | 定 位 | 功 效 |
|---|---|---|
| **髋骨 EX-LE 1**<br>Kuān gǔ | 在股前区，当梁丘（ST 34）两旁各 1.5 寸，一侧 2 穴 | 祛湿清热，通利关节 |
| **鹤顶 EX-LE 2**<br>Hè dǐng | 在膝前区，髌底中点的上方凹陷处 | 通利关节 |
| **百虫窝 EX-LE 3**<br>Bǎi chóng wō | 在股前区，髌底内侧端上 3 寸 | 活血祛风，驱虫除积 |
| **内膝眼 EX-LE 4**<br>Nèi xī yǎn | 在膝部，髌韧带两侧凹陷处的中央，在内侧的称内膝眼，在外侧的称外膝眼 | 除湿活络，通利关节 |
| **胆囊 EX-LE 6**<br>Dǎn náng | 在小腿外侧，腓骨小头直下 2 寸 | 利胆通腑 |
| **阑尾 EX-LE 7**<br>Lán wěi | 在小腿外侧，髌韧带外侧凹陷下 5 寸，胫骨前嵴外一横指 | 清热化邪，通利腑气 |
| **内踝尖 EX-LE 8**<br>Nèi huái jiān | 在踝区，内踝的最凸起处 | 舒筋活络 |
| **外踝尖 EX-LE 9**<br>Wài huái jiān | 在踝区，外踝的最凸起处 | 舒筋活络 |
| **八风 EX-LE 10**<br>Bā fēng | 在足背，第 1 至第 5 趾间，趾蹼缘后方赤白肉际处，左右共 8 穴 | 祛风通络，清热解毒 |
| **独阴 EX-LE 11**<br>Dú yīn | 在足底，第 2 趾跖侧远端趾间关节的中点 | 通调冲任 |
| **气端 EX-LE 12**<br>Qì duān | 在足趾，十趾端的中央，距趾甲游离缘 0.1 寸（指寸），左右共 10 穴 | 通络开窍 |

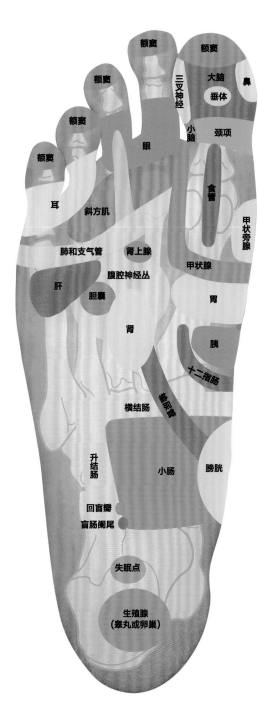

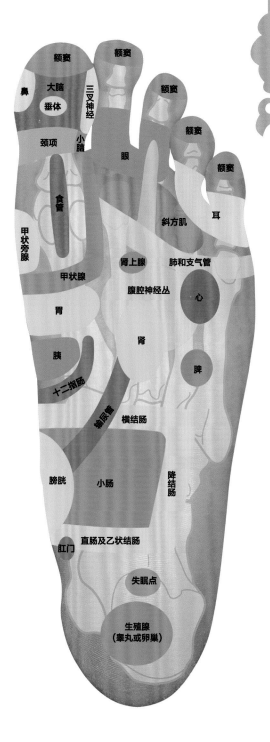

足反射区

足反射区　93

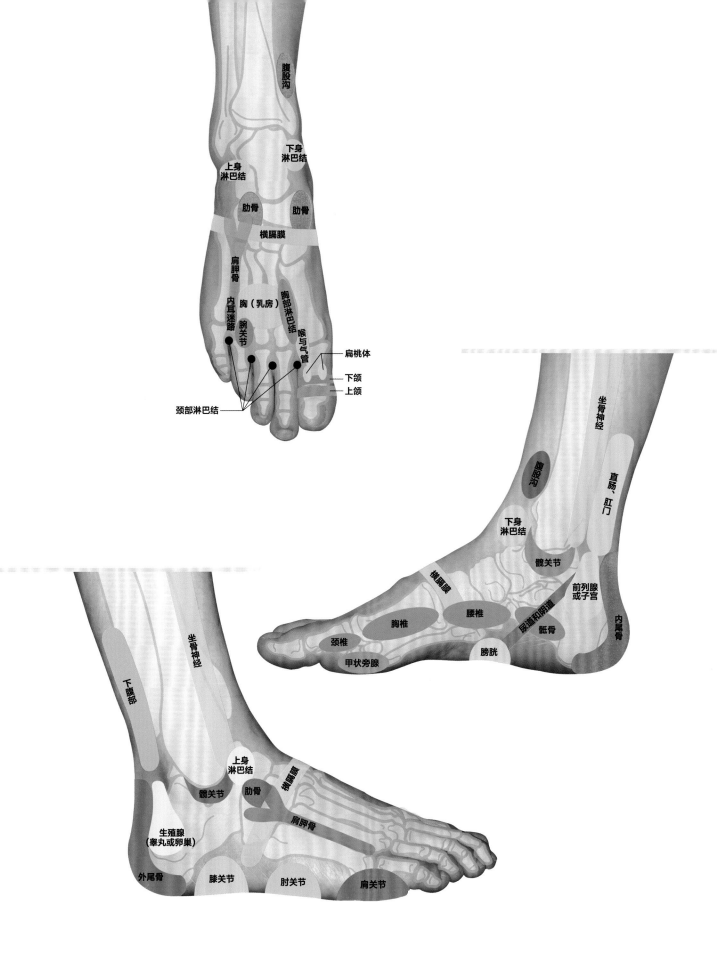

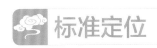 **标准定位**

| 名　称 | 定　位 | 功　效 |
|---|---|---|
| 大脑 | 双脚踇趾趾腹全部。左脑病按右脚，右脑病按左脚 | 平肝潜阳，清头明目，镇静安神，舒经通络 |
| 额窦 | 十个趾端趾腹 | 清热疏风，通络止痛 |
| 小脑、脑干 | 脑干反射区位于踇趾根外侧靠近第 2 节趾骨处 | 舒经通络，解除紧张，调节身体平衡 |
| 垂体 | 双脚踇趾趾腹正中 | 调节内分泌 |
| 三叉神经 | 双脚踇趾外侧，靠近第 2 趾间 | 疏风清热，通络止痛 |
| 鼻 | 鼻反射区位于双脚踇趾趾腹外侧，靠近踇趾甲上端延至其根底。左鼻病按右脚，右鼻病按左脚 | 清热疏风，通鼻窍 |
| 眼 | 双脚第 2、3 趾的中节趾和近节趾上。左眼病按右脚，右眼病按左脚 | 清肝，养肝，明目 |
| 耳 | 双脚第 4、5 趾的中节趾和近节趾上。左耳病按右脚，右耳病按左脚 | 补肾充耳 |
| 内耳迷路 | 双脚脚背第 4 趾骨和第 5 趾骨骨缝前端 | 平肝益肾，调理阴阳 |
| 颈项 | 双脚踇趾底部横纹处。左侧颈项病按右脚，右侧颈项病按左脚 | 舒经通络，柔颈止痛 |
| 颈椎 | 双脚踇趾内侧趾骨上端横纹尽头 | 舒筋活血，和脉 |
| 肩关节 | 双脚脚掌外侧第 5 跖趾关节处 | 消炎，活血，止痛 |
| 肩胛骨 | 双脚脚背沿第 4 趾骨与第 5 趾骨至骰骨处，呈"Y"形区域 | 舒筋活络 |
| 斜方肌 | 双脚脚掌第 2、3、4 跖趾关节的下方，呈一横带状 | 舒经通络 |
| 胸椎 | 双脚脚弓内侧第 1 跖骨至楔骨关节处 | 活血，通脉 |
| 腰椎 | 双脚脚弓内侧缘楔骨至舟骨下方 | 活血，通络，止痛 |
| 骶骨 | 双脚脚弓内侧缘距骨、跟骨下方 | 活血，通络，止痛 |
| 内尾骨和外尾骨 | 双脚跟骨结节处，沿跟骨后下方转向上方，呈"L"形区域。内侧为内尾骨，外侧为外尾骨 | 活血，通络，消痔，止痛 |
| 上颌和下颌 | 双脚脚背踇趾间关节横纹处的前方为上颌，后方为下颌 | 消炎，活血，止痛 |

足反射区　　95

| 名 称 | 定 位 | 功 效 |
|---|---|---|
| 肘关节 | 双脚外侧第 5 跖骨下端，接近骰骨粗隆处 | 活血通络，祛风除湿，止痛 |
| 腕关节 | 双脚脚背舟骨、骰骨与距骨关节正中凹陷处 | 活血通络，祛风止痛 |
| 胸（乳房） | 双脚脚背第 2、3、4 跖骨中部形成的区域 | 清热解毒，抗癌护胸 |
| 肋骨 | 位于双脚脚背，第 1 楔骨与舟骨之间形成的区域为内侧肋骨；第 3 楔骨与骰骨之间形成的区域为外侧肋骨 | 平肝，止痛 |
| 膝关节 | 双脚外侧第 5 趾骨与跟骨前缘所形成的凹陷处 | 活血通络，祛风除湿，止痛 |
| 髋关节 | 双脚内踝和外踝下缘四个位置 | 活血，通络，止痛 |
| 横膈膜 | 双脚脚背楔骨、骰骨上方，距骨后端，横跨脚背形成的带状区域 | 降逆和胃 |
| 腹股沟 | 双脚内侧踝尖上方胫骨凹陷处 | 温肾壮阳，回疝 |
| 下腹部 | 双脚外侧腓骨后方，自外踝骨后方向上延伸四横指的一带状区域 | 补肾益精 |
| 坐骨神经 | 双脚内踝关节起，沿胫骨后缘向上延伸两掌左右；双脚外踝关节起，沿腓骨前侧向上延伸两掌左右 | 活血，通络，止痛 |
| 腹腔神经丛 | 双脚脚掌中心，第 2、3、4 跖骨中段 | 调理三焦，提高痛阈 |
| 喉与气管 | 双脚脚背第 1 跖趾关节外侧 | 调理气血，泻火鸣音 |
| 食管 | 双脚脚掌第 1 跖趾关节处，呈一带状区域 | 通利食道 |
| 肺和支气管 | 双脚脚掌第 2、3、4、5 趾骨上端关节，中部通向第 3 趾骨中节呈"⊥"区域 | 调理气血，泻火鸣音 |
| 心 | 双脚脚掌第 4、5 跖骨上端 | 补气，益气，生血 |
| 肝 | 右脚脚掌第 4、5 跖骨上端 | 行肝利胆，清热解毒，补益肝血，平肝潜阳 |
| 胆囊 | 右脚脚掌第 3、4 跖骨中段 | 行肝利胆 |
| 脾 | 左脚脚掌第 4、5 跖骨下端 | 健脾化湿，增强机体免疫力 |
| 胃 | 双脚脚掌第 1 跖骨中段 | 降逆和胃，行气止痛 |
| 十二指肠 | 双脚脚掌第 1 跖骨下端与楔骨关节处 | 健脾益胃，消食化积 |
| 胰 | 双脚脚掌第 1 跖骨体后缘，胃与十二指肠反射区之间 | 降糖清胰 |

| 名 称 | 定 位 | 功 效 |
|---|---|---|
| 小肠 | 双脚脚掌中部凹陷处，楔骨、骰骨、舟骨组成的相当于正方体的部分 | 消食导滞，健脾行气 |
| 盲肠阑尾 | 右脚脚掌跟骨前缘靠近外侧 | 抗火 |
| 回盲瓣 | 右脚脚掌跟骨前缘靠近外侧，在盲肠反射区的前方 | 导滞，通便，消食 |
| 升结肠 | 右脚脚掌小肠反射区的外侧带状区域 | 行气，通便 |
| 横结肠 | 双脚脚掌中间，第1跖骨至第5跖骨下端一横带状区域 | 导滞，通便，止泻 |
| 降结肠 | 左脚脚掌骰骨外侧一带状区域 | 行气，通便 |
| 直肠及乙状结肠 | 左脚脚掌跟骨前缘一横带状区域 | 清热，补虚，通便，消痔止血 |
| 肛门 | 左脚脚掌跟骨前缘，直肠及乙状结肠反射区末端 | 消痔止血，通便 |
| 直肠、肛门 | 双腿内侧胫骨的后方与趾长屈肌腱之间，外踝后向上延伸的一带状区域 | 清热消痔，通便 |
| 生殖腺（睾丸或卵巢） | 双脚脚掌足跟中央；双脚外踝后下方呈三角形区域内 | 补肾益精 |
| 前列腺或子宫 | 双脚跟骨内侧，踝骨后下方三角形区域内 | 补益肾精，活血养宫 |
| 尿道和阴道 | 双脚脚跟内侧，自膀胱反射区斜向上延伸至距骨与舟骨之间 | 消炎解毒，通淋利尿 |
| 肾上腺 | 双脚脚掌第2跖骨上端稍外侧 | 补肾填精，活血祛风，抗休克，抗过敏 |
| 肾 | 双脚脚掌第2跖骨下端与第3跖骨下端关节处 | 补肾填精，壮阳，温经通脉，醒神开窍，清热利湿，利便通淋 |
| 输尿管 | 双脚脚掌自肾反射区至膀胱反射区略成弧状的一个区域 | 清热利湿，通淋排石，泻火解毒 |
| 膀胱 | 双脚脚掌内侧内踝前方，舟骨下方踇展肌旁 | 清热泻火，通利小便，解毒 |
| 甲状腺 | 双脚脚掌第1跖骨与第2跖骨前半部之间，并横跨第1跖骨中部的一"L"形区域 | 调节激素分泌，平衡阴阳 |
| 甲状旁腺 | 双脚脚掌内缘第1跖骨上端关节处 | 补肾养骨，柔肝养筋 |
| 扁桃体 | 双脚脚背踇趾第2节上方，肌腱的两侧 | 消炎，增强体质 |
| 失眠点 | 双脚脚底跟骨前，生殖腺反射区的上方 | 镇静安神，清头祛风 |

| 名 称 | 定 位 | 功 效 |
|---|---|---|
| 胸部淋巴结 | 双脚脚背第1、2跖骨之间 | 扶助正气，增强机体免疫力 |
| 颈部淋巴结 | 双脚脚背、脚底的各趾蹼间 | 增强机体免疫力 |
| 上身淋巴结 | 双脚脚背外侧踝骨前，由距骨、外踝构成的凹陷部位 | 增强机体免疫力 |
| 下身淋巴结 | 双脚脚背内侧踝骨前，由距骨、内踝构成的凹陷部位 | 增强机体免疫力 |

52检